R. Laessle · S. Lehrke · H. Wurmser · K. M. Pirke

Adipositas im Kindes- und Jugendalter

Springer
Berlin
Heidelberg
New York
Barcelona
Hongkong
London
Mailand
Paris
Singapur
Tokio

R. Laessle · S. Lehrke · H. Wurmser
K. M. Pirke

Adipositas im Kindes- und Jugendalter

Basiswissen und Therapie

Mit einem Geleitwort von A. Stunkard

Springer

Priv.-Doz. Dr. phil. Reinhold G. Laessle
Universität Trier
Forschungszentrum für
Psychobiologie und Psychosomatik
Friedrich-Wilhelm-Str. 23
D-54290 Trier

Dr. rer. nat. Harald Wurmser
LMU München
Institut für Soziale Pädiatrie
und Jugendmedizin
Heiglhofstr. 63
D-81377 München

Dipl.-Psych. Sonja Lehrke
Universität Trier
Forschungszentrum für
Psychobiologie und Psychosomatik
Friedrich-Wilhelm-Str. 23
D-54290 Trier

Prof. Dr. med. Karl-Martin Pirke
Universität Trier
Forschungszentrum für
Psychobiologie und Psychosomatik
Friedrich-Wilhelm-Str. 23
D-54290 Trier

ISBN 3-540-67969-3 Springer Verlag Berlin Heidelberg New York

Die Deutsche Bibliothek – CIP Einheitsaufnahme
Adipositas im Kindes- und Jugendalter : Basiswissen und Therapie / von Reinhold G. Laessle ... – Berlin ; Heidelberg ; New York ; Barcelona ; Hongkong ; London ; Mailand ; Paris ; Singapur ; Tokio : Springer, 2001
ISBN 3-540-67969-3

Springer-Verlag Berlin Heidelberg New York
ein Unternehmen der BertelsmannSpringer Science+Business Media GmbH

Satz und Reproduktion der Abbildungen: Fotosatz-Service Köhler GmbH, Würzburg

26/3111 – 5 4 3 2 1 – Gedruckt auf säurefreiem Papier

Geleitwort

Mit diesem ausgezeichneten Buch stellen die Autoren ein Therapieprogramm zur Verfügung, das auch für relativ unerfahrende Therapeuten die erfolgreiche Behandlung von übergewichtigen Kindern und Jugendlichen ermöglicht.

Im ersten Teil erhält der Leser einen prägnanten Überblick über die Ursachen und Folgen der kindlichen Adipositas mit einer besonders informativen Zusammenfassung zur Rolle der Genetik. Trotz der eindrucksvollen neuesten Entwicklungen kann sich der behandelnde Kliniker allerdings von diesem Gebiet keine praktische Hilfe für die Therapie erwarten. Dagegen haben Umweltbedingungen eine besonders große praktische Bedeutung, denn hier sind in letzter Zeit Veränderungen eingetreten, die die Entwicklung von Übergewicht begünstigen und die für die „Adipositas-Epidemie", unter der unsere heutige Gesellschaft leidet, verantwortlich sind. Es ist klar, dass sich während der Entwicklung dieser Epidemie die genetischen Voraussetzungen der übergewichtigen Personen nicht verändert haben. Die steigende Zahl der Betroffenen geht vielmehr darauf zurück, dass Personen, die erblich vorbelastet sind, in einer Umwelt leben, die die Entwicklung von Übergewicht begünstigt. Wenn aber die Umgebung die Entwicklung fördert, dann ist es auch möglich, die Umwelt so zu verändern, dass das Gewicht kontrolliert werden kann. Hier liegt eine große Chance, und dies ist der Ansatzpunkt des vorliegenden Buches. Selbstverständlich muss es die beiden Hauptkomponenten der Energiebilanz, die Energieaufnahme und den Energieverbrauch, berücksichtigen. Dies geschieht jedoch in bestechender Weise durch die Darstellung der neuesten psychologischen Interventionsmethoden zur Veränderung der Ernährung und der sportlichen Aktivitäten.

Aus meiner Erfahrung begrüße ich besonders den Einsatz von Verhaltenstherapie mit der differenzierten Anwendung von Stimulus-Kontrolle und Verstärkung. Diese Methoden werden in hervorragender Weise ergänzt durch anschauliche Edukation, Management für negative Gefühle und den Aufbau eines positiven Selbstwertgefühls. Nicht zuletzt zeugt die enge Einbeziehung der Familie vom absolut neuesten Stand der Adipositas-Therapie bei Kindern. Insgesamt ist das Buch als ein besonders geglückter State-of-the-art-Beitrag zur Therapie des Übergewichts bei Kindern und Jugendlichen zu empfehlen.

Albert Stunkard, MD
Professor of Psychiatry
University of Pennsylvania,
Philadelphia, USA

Vorwort

Das vorliegende Buch richtet sich an alle, die mit übergewichtigen Kindern arbeiten möchten. Im ersten Teil schafft es die theoretischen Voraussetzungen für eine erfolgreiche Arbeit, indem die wesentlichen Forschungsergebnisse zur Adipositas im Kindes- und Jugendalter anschaulich und praxisnah umrissen werden.

Der Hauptteil des Buches umfasst ein detailliertes Therapiemanual mit umfangreichen Therapiematerialien, die den jeweiligen Trainingssitzungen als Anhang beigefügt sind. Wir setzen dabei die modernsten psychologisch-therapeutischen Behandlungsverfahren ein. Die einzelnen Therapieschritte sind so ausführlich beschrieben, dass sie auch von einem zunächst unerfahrenen Therapeuten im klinischen Alltag sofort durchgeführt werden können.

Das Therapiemanual hat sich bereits in mehreren wissenschaftlichen Studien der Universität Trier bewährt und wird derzeit weiterhin bezüglich seiner langfristigen Erfolge evaluiert.

Bei der Gestaltung und Herstellung des Manuals haben uns natürlich viele Mitarbeiterinnen und Mitarbeiter tatkräftig unterstützt. Unser besonderer Dank gilt Frau cand.-psych. Julika Paetow, die mit viel Engagement und Kreativität bei der Gestaltung der Anhänge mitgewirkt hat. Herr cand.-psych. Ralph Hubel war eine unerlässliche Hilfe bei der elektronischen Verarbeitung des Manuskripts. Darüber hinaus danken wir Frau Dipl.-oec. troph Ute Sternkopf und Frau Dipl.-oec. troph Angelika Reiter, die uns aus ihrer reichhaltigen Erfahrung wichtige Grundlagen für das Manual zur Verfügung gestellt haben.

R. Laessle, S. Lehrke,
H. Wurmser, K.M. Pirke

Inhaltsverzeichnis

Teil 1: Basiswissen

1 Definition und Klassifikation kindlicher Adipositas

Für eine statistische Definition wird Adipositas mit einer Körpermasse gleichgesetzt, die von einem Durchschnittswert durch Überschreiten festgelegter, normativer Grenzwerte abweicht. Das 85. bzw. das 95. Perzentil einer alters- und geschlechtsbezogenen Häufigkeitsverteilung verschiedener Gewichtsindizes determinieren dabei die Grenzwerte für mäßiges und starkes Übergewicht (Seltzer et al., 1965). Als wichtigster Index zur Beurteilung der Körpermasse gilt der Body Mass Index [BMI = Gewicht (kg) : Größe $(m)^2$]. Dieser Index erfüllt das Kriterium der korrelativen Unabhängigkeit von der Körpergröße. Da in die rechnerische Bestimmung des BMI die Körpergröße dennoch mit eingeht, ist es insbesondere für Kinder und Jugendliche notwendig, den BMI auf geschlechtsspezifische, altersbezogene Normwerte zu beziehen. Zwischen BMI und dem Fettanteil des Körpers konnten Korrelationen zwischen .6 und .8 gezeigt werden. Für den BMI liegen alters- und geschlechtsspezifische Normtabellen vor (Hebebrand et al., 1994). Das individuelle Gewicht muss anhand dieser Referenzkurven beurteilt werden.

Für die medizinischen Folgebelastungen der Adipositas muss bei der Klassifikation nicht nur die erhöhte Fettmasse, sondern auch das Fettverteilungsmuster berücksichtigt werden, das sich allerdings erst am Ende der Pubertät manifestiert. Es wird unterschieden zwischen einer weiblichen (gynoiden) Form, die vor allem vermehrtes Fettgewebe an den Hüften und an den Oberschenkeln aufweist, (sog. Birnentyp) und einer eher männlichen (androgenen) mit einer Fettkonzentration vor allem in der Bauchregion (sog. Apfeltyp).

Im Erwachsenenalter steigt das Risiko für Folgekrankheiten mit abdominaler Fettverteilung an (Wolfram, 1990).

Das Fettverteilungsmuster lässt sich durch die Bestimmung des Verhältnisses von Taillen-und Hüftumfang (waist-to-hip ratio, WHR) grob einschätzen. Eine abdominale Fettverteilung liegt vor bei Frauen für WHR >.85, bei Männern für WHR >.1.0. Eine gynoide Fettverteilung liegt vor bei Frauen für WHR <.85, bei Männern für WHR <.1.0.

2 Konsequenzen kindlicher Adipositas

2.1
Medizinische Konsequenzen

Die medizinischen Konsequenzen der Adipositas in Kindheit und Adoleszenz lassen sich in unmittelbare Folgen für die Morbidität und in Langzeitfolgen unterteilen.

2.1.1
Unmittelbare Konsequenzen

Ein zentrales Syndrom der Adipositas, die Insulinresistenz und ihre Folgen, tritt bereits im Kindesalter auf (Richards et al., 1985; Caprio et al., 1996). Clamp Untersuchungen zeigen schon bei präpubertären adipösen Kindern eine deutliche Reduktion der Insulin-induzierten Glukoseaufnahme. Dies kann bis zur Entwicklung eines NJDDM gehen. In einer jüngeren Studie (Pinhas-Hamiel et al., 1996) waren 1/3 aller neu entdeckten Diabetes mellitus Fälle im Alter von 10–19 Jahren Typ II oder Nicht-Insulindependent diabetes mellitus (NJDDM)-Fälle. 90 Prozent der neu diagnostizierten NJDDM–Fälle im Kindes- und Jugendalter hatten einen BMI oberhalb der 90%-Grenze. Etwa 2,4% der übergewichtigen Heranwachsenden entwickeln bis zum 30. Lebensjahr ein NJDDM (Srinivasan et al., 1996). Die Insulinresistenz wird in aller Regel von einer Hyperlipidaemie begleitet. Triglyceride, Cholesterin und LDL-Cholesterin sind erhöht (Bergstrom et al., 1996; Steinberger et al., 1995; Jiang et al., 1995) und können im weiteren Verlauf der Entwicklung zu kardiovaskulären Erkrankungen führen. Interessanterweise findet sich die Hyperlipidaemie noch nicht bei adipösen Kindern im Vorschulalter (Freedman et al., 1992). Bei älteren Kindern (älter als 6–7 Jahre) und bei Adoleszenten finden sich in der überwiegenden Mehrzahl aller Studien (Roma et al., 1996; Forrester et al., 1996; DeStefano et al., 1995; Craig et al., 1996) erhöhte Blutfette als Konsequenz der Adipositas.

Bereits bei einem Viertel der adipösen Kinder finden sich Anzeichen für eine Fettleber (Kinugasa et al., 1984; Tominaga et al., 1995; Tazawa et al., 1997), die in Einzelfällen in eine Fibrose bzw. Zirrhose übergehen kann (Tominaga et al., 1995; Baldridge et al., 1995).

Das Risiko für die Entwicklung von Gallensteinen im Kindes- und Jugendalter wird durch die Adipositas deutlich erhöht (Honore, 1980).

Einschränkungen der Lungenfunktion von 15% und mehr konnten mit spiroergometrischen Verfahren bei 80% aller adipösen Kinder nachgewiesen werden

(Kaplan et al., 1993). Schlafapnoe fand sich zum Teil in schwerer Form bei 1/3 aller Kinder mit ausgeprägter Adipositas (Mallory et al., 1989; Marcus et al., 1996). Verminderte Atmung (Hypoventilation), reduzierte Sauerstoffsättigung des Blutes und schwere Anomalie des Schlafmusters können zu deutlichen Einschränkungen der Lern- und Gedächtnisfunktion adipöser Kinder führen (Rhodes et al., 1995).

Der Zusammenhang zwischen Adipositas und Bluthochdruck, der bei adipösen Erwachsenen besteht, findet sich bereits im Kindesalter. Etwa 1/4 der übergewichtigen Kinder zwischen 5 und 11 Jahren zeigen einen erhöhten systolischen bzw. diastolischen Blutdruck (Unger et al., 1990). Noch bedeutsamer ist die Tatsache, dass die Wahrscheinlichkeit, als junge Erwachsene einen Bluthochdruck zu entwickeln, bei adipösen Kindern und Jugendlichen um den Faktor 8–10 erhöht ist.

2.1.2 Langzeitkonsequenzen der Adipositas im Kindesalter

Einer der wichtigsten Aspekte der Adipositas im Kindesalter ist das Persistieren des Übergewichtes und der Übergang in eine lebenslange Adipositas. Einjährige adipöse Kinder hatten ein doppelt so hohes Risiko wie schlanke Kinder für Adipositas im Erwachsenenalter (Rolland-Cachera et al., 1987) Bei 7-Jährigen beträgt das relative Risiko bereits 4 (Stark et al., 1981) und bei 10–13-Jährigen lag das relative Risiko bereits bei 8 bis 18 (Abraham et al., 1971; Abraham et al., 1960). Anders ausgedrückt bedeutet dies, dass 70% der adipösen 10–13-Jährigen als Erwachsene adipös sind.

Obwohl die Konsequenzen der Adipositas für die Morbidität gut untersucht sind, fehlen doch gute Langzeitstudien, die die Folgen einer in der Kindheit liegenden Adipositas systematisch mit den Konsequenzen einer später einsetzenden Adipositas verglichen hätten. Die wenigen existierenden Studien führen nicht zu einheitlichen Ergebnissen (Überblick bei Must et al., 1999).

Zuverlässigere Studien existieren zur Mortalität, die als Folge kindlicher Adipositas in Langzeitstudien ermittelt wurde (Hoffmanns et al., 1988; Paffenberger et al., 1969; Waaler et al., 1984; Gunnell et al., 1988; Nieto et al., 1992). Übereinstimmend wurde ein relatives Risiko von ~1,5 für alle Todesursachen und von 2,0–2,5 für Tod infolge kardiovaskulärer Erkrankungen gefunden. Somit scheinen die wesentlichen Spätfolgen der kindlichen Adipositas durch Hyperlipidämie, Typ II Diabetes, Bluthochdruck, Atherosklerose, Herzinfarkt und Schlaganfall bestimmt zu sein.

2.2 Psychosoziale Folgen von Adipositas

Obwohl Stigmatisierungen gegenüber Minderheiten heute weitgehend sanktioniert werden, scheint das bei übergewichtigen Personen nicht zuzutreffen.

Adipöse Kinder und Jugendliche leiden unter den Reaktionen ihrer Umwelt (z. B. Verachtung, Spott). Bereits Kindergartenkinder scheinen ein negatives Bild adipöser Personen verinnerlicht zu haben. Zeigt man Kindern Bilder von normal- und übergewichtigen sowie von behinderten Kindern, so beurteilen sie die übergewichtigen als am unbeliebtesten und wären am wenigsten gerne mit ihnen befreundet (Dietz, 1995). Andere empirische Studien zeigen, dass übergewichtige Kinder und Jugendliche mit zunehmender Dauer ihrer Übergewichtigkeit ein negatives Selbstkonzept entwickeln und vor allem übergewichtige Mädchen ein sehr niedriges Selbstwertgefühl aufweisen (Friedman & Brownell, 1995). Viele adipöse Kinder scheinen bereits unter Symptomen auf psychopathologischer Ebene zu leiden. Bei 6- bis 13-jährigen übergewichtigen Kindern stellten Maino et al. (1978) eine diffuse Ängstlichkeit, unausgeschöpftes soziales Potential, Hemmungen und Depressivität fest.

Epstein et al. (1993) fanden Ängstlichkeit und Depressivität sowie soziale Probleme bei 15 bis 20% der von ihnen untersuchten adipösen Kindern.

Weitere Folgen des Übergewichts sind ein negatives Körperbild und eine negative Einstellung gegenüber dem eigenen Körper. Diese kann sich bereits im Kindes- und Jugendalter manifestieren und, insbesondere bei Mädchen, über die Adoleszensperiode hinaus persistieren und in manchen Fällen den Boden für die Entwicklung anderer Essstörungen (Anorexia nervosa, Bulimie) bereiten.

3 Bedingungsfaktoren

3.1 Genetische Faktoren

Schon lange ist über die Bedeutung genetischer Faktoren für die Entstehung des Übergewichts spekuliert worden. Anlass war die Beobachtung familiärer Häufung der Adipositas. Das Risiko eines Kindes, adipös zu werden, liegt bei 80 %, wenn beide Eltern übergewichtig sind. Im Gegensatz dazu haben Kinder schlanker Eltern eine Wahrscheinlichkeit von nur 20 %, übergewichtig zu werden. Diese Tatsache kann natürlich ebenso gut durch Umweltfaktoren, besonders familiäre und soziale, sowie durch Verhaltensfaktoren, wie Ess- und Aktivitätsverhalten, erklärt werden. Stärkere Argumente liefern Zwillings- und Adoptionsstudien, wie sie z. B. von Stunkard et al. (1986) an großen Populationen durchgeführt wurden. Die Tatsache, dass der Body Mass Index adoptierter Kinder höher mit dem Gewichtsindex der biologischen als der Adoptiveltern korreliert, spricht für einen ausgeprägten genetischen Einfluss. Schätzungen des Varianzanteils genetischer Faktoren reichen von 30 bis 70 % (Übersicht bei Bouchard, 1997).

Einen Durchbruch in der Erforschung der Genetik der Adipositas brachte die Klonierung des ob-Gens durch Friedman et al. (1991). Das Produkt des ob-Gens ist das Leptin, ein Peptid, das im Fettgewebe synthetisiert wird und in der Zirkulation von Mäusen, aber auch in der anderer Spezies, einschließlich des Menschen, messbar ist. Aufschluss über die Funktion des Leptin gab zunächst die ob/ob Maus, bei der infolge eines Gendefektes kein Leptin synthetisiert werden kann. Der Phänotyp dieser Tiere ist durch extremes Übergewicht geprägt. Das Verhalten der Tiere beschränkt sich fast ausschließlich auf Fressen. Motorische und sexuelle Aktivität sind weitgehend erloschen. Die Substitution des fehlenden Leptin führt zu reduziertem Fressen, starker Gewichtsabnahme, verstärkter motorischer und sexueller Aktivität. In der Zwischenzeit sind Hunderte von wissenschaftlichen Beiträgen zur Physiologie und Pathophysiologie des Leptins bei Mensch und Tier erschienen. Dabei zeigte sich, dass dem Hormon Leptin über die Regulation des Gewichtes hinaus viele unterschiedliche Rollen zukommen. An die Entdeckung des Leptin knüpfte sich die Hoffnung, eine Erklärung für die Adipositas zu finden, die als Massenphänomen ein immer größer werdendes Gesundheitsproblem darstellt. Diese Hoffnung hat sich nicht erfüllt. Übergewichtige zeigen kein Leptindefizit, sondern sie haben im Gegenteil hohe Leptinwerte, die umso größer sind, je höher ihre Fettmasse ist. Das heißt, die hohen Leptin-Werte reduzieren die Adipositas nicht. Studien an Mäusen zeigen, dass sich bei diätinduzierter Adipositas offenbar eine Unempfindlichkeit gegenüber Leptin ergibt, die sich erst nach Gewichtsverlust (z.B. durch Fasten) wieder verliert. Aus diesen Gründen muss auch die Möglichkeit, Leptin als Medikament gegen Adipositas einzusetzen, mit Skepsis beurteilt werden. Erste empirische Untersuchungen belegen diesen Sachverhalt. Auf der Suche nach Patienten, bei denen – in Analogie zur ob/ob Maus – ein Defekt des ob-Gens, und damit ein Mangel an Leptin für die Entwicklung der Adipositas verantwortlich ist, wurde eine Familie aus dem vorderen Orient identifiziert, die zwei Kinder mit exzessiver Fettsucht hat. (Übersicht bei Bouchard, 2000). Therapiestudien an beiden Kindern mit Leptin führten zu Gewichtsabnahme und dem Verschwinden der sekundären Adipositas-Folgen. Eine permanente Substitution erscheint erforderlich. Eine Gentherapie konnte noch nicht entwickelt werden.

Die Tabelle 1 zeigt, dass es neben dem ob/ob Modell vier weitere monogenetische Defekte gibt, die bei der Maus zur Ausbildung einer Adipositas führen. Alle diese Modelle konnten in ihren molekular-genetischen Mechanismen inzwischen aufgeklärt werden. Dem ob/ob Modell ähnlich ist das db/db Modell. In diesem Modell wird zwar Leptin unbeeinträchtigt produziert, der Defekt liegt aber in den Rezeptoren des Leptins. Das Leptin bleibt also wirkungslos. Eine Substitutionstherapie ist somit aussichtslos. Für alle in Tabelle 1 aufgeführten monogenetischen Mäusemodelle haben sich inzwischen analoge Defekte beim Menschen gefunden. Diese menschlichen Formen haben eins gemeinsam: Sie sind extrem selten. Als häufigste Form kann die MRC-4 Form angesehen werden. Hier sind inzwischen fast zwei Dutzend Individuen beschrieben worden. Es handelt sich allerdings nicht um einen einheitlichen, sondern um eine Gruppe unterschiedlicher Defekte (Sina et al., 1999). So bedeutsam das Studium monogenetischer Formen der Adipositas im Tierversuch und beim Menschen ist, so wenig trägt es doch zum Gesamtverständnis des Problems Adipositas bei. Einigen hundert Adipösen, bei denen die genetischen Ursachen abgeklärt sind, stehen nach neuesten Schätzungen über eine Milliarde adipöse Individuen gegenüber, die keine monogenetisch bedingte Adipositas haben.

Der wissenschaftliche und klinische Wert der Erforschung monogenetischer Adipositasformen liegt darin, dass klar wurde, dass hinter einem Erscheinungsbild (Phänotyp) „Übergewicht" sehr unterschiedliche genetische Faktoren stehen können. Auch für die Zukunft werden diese Modelle dazu beitragen, das Zusam-

Tabelle 1. Einzel Gen Mutationen, die Adipositas bewirken

Spezies	Stamm	Geno-Typ	Chromosomen-Lokation
Maus	C3BL/KsJ	Ob/ob	6
	C3Bl/KsJ	Db/db	4
	Yellow	Ay/a	2
	HRS/J-fat	Fat/fat	8
	C57BL/6J-Hbb	tub/tub	7
Ratte	Zucker	Fa/fa	5

menwirken von hormonellen, metabolischen, psychologischen und Verhaltensparametern aufzuklären, die zum Phänotyp Adipositas führen.

Die oben erwähnten Familien-, Zwillings- und Adoptionsstudien (Stunkard et al., 1986; Stunkard et al., 1990) beweisen zweifelsfrei eine genetische Komponente der Entstehung der Adipositas auch für die ganz überwiegende Vielzahl der Fälle, die nicht durch einen einzelnen Gendefekt bedingt sind. So werden z. B. polygenetische Modelle diskutiert. Es wird angenommen, dass durch das Zusammenwirken mehrerer Mutationen auf verschiedenen Genen die Grundlage für die Entwicklung der Adipositas entsteht. Vorbild für dieses Modell sind wiederum Beobachtungen an der Maus. Warden und Fisler (1994) konnten zeigen, dass bei diesen Tieren das Zusammenwirken verschiedener genetischer Defekte zum Übergewicht führt. Die Suche nach diesen genetischen Faktoren ist auf verschiedenen Wegen vorangetrieben worden. Zum einen ist der so genannte „Kandidatengen"-Ansatz verfolgt worden. Es geht darum, ein bestimmtes Gen, das ein Enzym, einen Rezeptor oder eine sonstige biochemische Struktur kodiert, auf das Vorkommen von Mutationen zu untersuchen. Werden solche Mutationen gefunden, so muss die Frage geprüft werden, ob die „Polymorphismen" des Gens

a) zu Funktionsveränderungen des Genproduktes führen oder ob sie
b) „Marker" bzw. Indikatoren für den Phänotyp Übergewicht sind.

Als Beispiel für diesen wissenschaftlichen Ansatz soll eine Serie von wissenschaftlichen Untersuchungen der eigenen Arbeitsgruppe genannt werden (Tu et al., 1999).

Die entkoppelnden Proteine (uncoupling Protein II und III) regulieren den Wirkungsgrad der Energienutzung in den Mitochondrien, den „Kraftwerken" der Zellen. Ein hoher Wirkungsgrad führt zu sparsamem Energieverbrauch, und damit zur Möglichkeit der Speicherung von Energiereserven, z. B. in Form von Fett. Ein niedriger Wirkungsgrad führt zu einem hohen Energieverbrauch. Die molekulare Struktur der Gene für UCP2 und UCP3 wurde erforscht und die Struktur-Wirkbeziehung beschrieben (Tu et al., 1999).

Eine Reihe von Polymorphismen, das heißt Variationen in der Frequenz der DNA-Bausteine, wurde gefunden. Keine dieser Mutationen führt zu totalem Funktionsausfall. Eine Modifikation der Funktion unter unterschiedlichen Funktionszuständen erscheint wahrscheinlich. Ein Zusammenhang zwischen Übergewicht und einzelnen Mutationen in den UCP-Genen wurde beschrieben (Schrauwen et al., 1999).

Im Gegensatz zu monogenetischen Formen reicht die Anwesenheit einer Mutation nicht aus, um eine Adipositas zu bewirken. Eine Reihe weiterer genetischer Faktoren muss hinzukommen.

Die neueste Zusammenfassung aller Studien zu genetischen Faktoren (Bouchard et al., 2000) listet n Mutationen auf, die einen signifikanten Zusammenhang mit der Adipositas gezeigt haben. Diese Liste muss permanent um neue Ergebnisse erweitert werden. Moderne molekular-genetische Verfahren, die die simultane Testung von Tausenden von Genen in einem Untersuchungsschritt möglich machen, werden zeigen, welche Kombination von Genen welche Formen von Übergewicht prädestinieren.

Ein weiterer Ansatz zur systematischen Suche nach genetischen Ursachen des Übergewichts soll kurz erläutert werden. Gegenstand der Untersuchung sind ethnische Gruppen oder Stämme, deren Einheitlichkeit durch religiöse, ethische oder geographische Faktoren erhalten geblieben ist. Als zwei typische Beispiele sind die Pima-Indianer oder die Old-Order-Amish-Population zu nennen (Übersicht bei Bouchard, 2000). Die Pima-Indianer sind ein Stamm, der sich durch gehäuftes Vorkommen von Übergewicht und dessen Folgeerkrankung Diabetes mellitus Typ II, Bluthochdruck etc. auszeichnet. Die Analyse der DNA der Stammesmitglieder mit einem Satz von Hunderten polymorpher genetischer Marker (Genomischer Screen) erlaubt die Zuordnung von phänotypischen Eigenschaften (z.B. Körpergewicht) zu bestimmten Regionen des Genoms und die Beurteilung, wie wahrscheinlich ein solcher Zusammenhang statistisch ist (LOD score). Es werden somit noch keine verdächtigen Gene erfasst, wohl aber verdächtige Regionen des Genoms. In diesen Regionen können sich immer noch Tausende von Genen befinden, die in der Folge auf mögliche Zusammenhänge mit Adipositas getestet werden können. In diesem Stadium der Suche befinden sich derzeit etwa ein halbes Dutzend von „Genomischem Screen“ Projekten.

Das Beispiel der Pima-Indianer illustriert in klarer Weise die Zusammenhänge zwischen genetischer Disposition und Umwelteinflüssen. Die Pima-Indianer in ihrem US-amerikanischen Reservat in Arizona ernähren sich in typisch westlich zivilisierter Weise mit einer hochkalorischen fett- und proteinreichen Diät bei relativ geringer körperlicher Aktivität. Die Folge sind Adipositas, Typ-II-Diabetes, Hypertonie und gehäufte Herz-Kreislauf-Erkrankungen. Ein Stamm von Pima-Indianern, von denen man annimmt, dass sie ihren US-Vettern genetisch weitgehend gleich sind, lebt unter wesentlich anderen Umweltbedingungen in Mexiko. Intensive Feldarbeit sorgt für hohe körperliche Aktivität. Die Diät ist fettarm, kohlenhydratreich und niederkalorisch. Trotz gleicher Gene sind die mexikanischen Pima-Indianer überwiegend schlank und frei von den Sekundärerkrankungen der Adipositas. Das heißt: Nicht genetische Faktoren allein führen zur Adipositas. Diese werden nur wirksam bei entsprechenden Umweltbedingungen.

3.2 Energieverbrauch und Stoffwechsel

Dem Energiestoffwechsel und dem Energieverbrauch kommt eine zentrale Rolle in der Regulation des Körpergewichts zu. Unterschreitet der Energieverbrauch die Energiezufuhr (Fasten, Diätieren), so wird das Körpergewicht reduziert. Überschreitet die Energiezufuhr den Energieverbrauch (Überernährung), so kommt es zu einer Gewichtszunahme. Schon sehr kleine Störungen der Energiebilanz können dabei mittelfristig zu erheblicher Gewichtszunahme führen. Rein theoretisch könnte so z.B. ein mittleres Plus von 50 kcal/Tag (das entspricht einer halben Banane) auf das Jahr hochgerechnet zu einer Gewichtszunahme von mehr als 4 kg führen. Andererseits wird angenommen, dass es modulierende Einflüsse in der Regulation des Energiestoffwechsels gibt, die solche Veränderungen des Körpergewichts nach oben und unten bis zu einem gewissen Ausmaß dämpfen können. So geht man davon aus, dass eine reduzierte Kalorienzufuhr bis zu einem gewissen Ausmaß durch einen verminderten Energieverbrauch kompensiert wer-

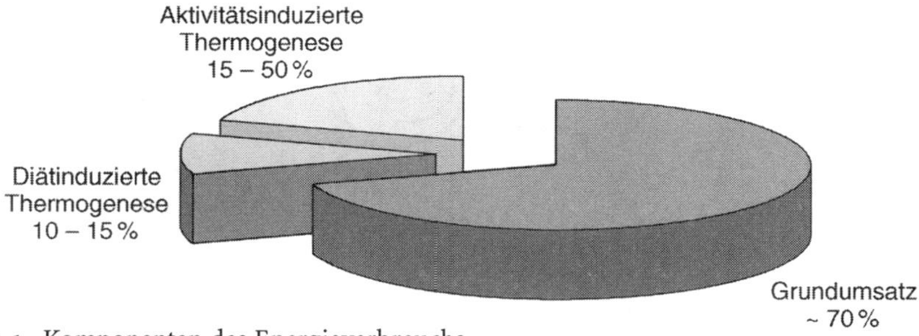

Abb. 1. Komponenten des Energieverbrauchs

den kann. Andererseits soll eine vermehrte Kalorienzufuhr durch eine relative Erhöhung des Energieverbrauchs teilweise kompensiert werden können (Luxuskonsumption). Diese dämpfenden Einflüsse auf Gewichtsverminderung und -erhöhung sind von relativ geringer Bedeutung. Es hat sich jedoch gezeigt, dass sie großen interindividuellen Schwankungen unterliegen. Weyer et al. (2000) konnten zeigen, dass das Ausmaß der Gewichtszunahme wesentlich durch das Ausmaß des überschüssigen Energieverbrauchs bestimmt wird.

Obwohl die Rolle des Energiestoffwechsels für die Gewichtsregulation relativ klar ist, ist es schwierig, ein klares Bild von der Energiebilanz eines Menschen zu erhalten. Dies gilt besonders für adipöse Individuen.

Bevor diese Probleme dargelegt werden, soll zunächst eine Darstellung des Energiestoffwechsels, seiner Einzelkomponenten und der Verfahren zu seiner Messung erfolgen.

Der Energieverbrauch des Menschen unter Alltagsbedingungen beträgt im Mittel etwa 2200 kcal für Frauen und 2600 kcal für Männer. Diese Größe unterliegt erheblichen Schwankungen und hängt von Körpergewicht und Körperzusammensetzung, von der Kalorienzufuhr und der körperlichen Aktivität ab. Abbildung 1 zeigt die Komponenten des Energieverbrauchs. Der größte Anteil (etwa 70 %) ist der Energieverbrauch unter Ruhebedingungen. Es handelt sich um den Energiebedarf zur Aufrechterhaltung unserer Lebensfunktionen unter Ruhebedingungen (Herzschlag, Atmung, Temperaturregulation auf 37 °C, Organfunktion, Stoffwechsel etc.). Wesentlich bestimmt wird der Ruheenergieverbrauch durch die magere Körpermasse (Muskulatur, innere Organe etc.). Der Fettanteil des Körpers, der zum überwiegenden Teil als Energiedepot dient, ist in seinem Stoffwechsel relativ inaktiv.

Wir messen den Ruhe- und Energieverbrauch üblicherweise mit Hilfe der Kalorimetrie. Die Abbildung 2 zeigt ein so genanntes „ventilated Hood"-System.

Der Kopf des Patienten liegt unter einer durchsichtigen Plastikkuppel, die belüftet wird. So können Sauerstoffverbrauch und Kohlendioxyd-Produktion gemessen werden. Hieraus errechnet sich der Energieverbrauch. Der Energieverbrauch unter Ruhebedingungen unterliegt einer Reihe hormoneller Regulationen. Als Beispiel seien die Schilddrüsenhormone genannt. Zu viel Thyroxin (Hyperthyreose) führt zu einer Steigerung des Grundumsatzes, zu wenig Thyroxin (Hypothyreose) zu einer Senkung des Grundumsatzes.

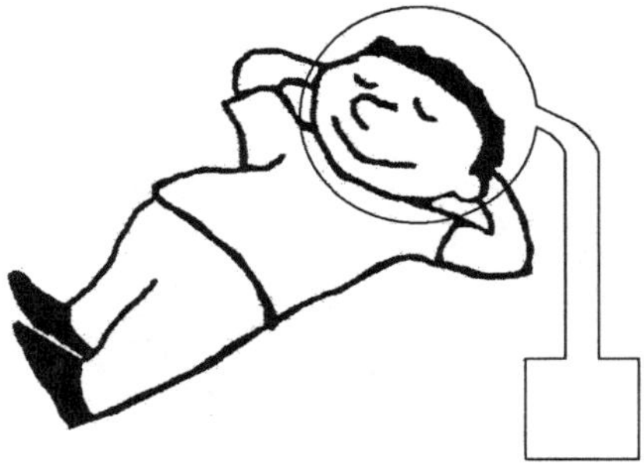

Abb. 2. Sauerstoffverbrauch + Kohlendioxidentstehung = Energieverbrauch unter Ruhebedingungen

Die zweite Komponente des Energieverbrauchs ist die so genannte diätinduzierte Thermogenese (DIT). Wir verstehen darunter den Energieverbrauch für die gastrointestinale Verarbeitung, die Resorption und den Stoffwechsel der aufgenommenen Nahrung. Der Anteil an Gesamtenergieverbrauch liegt etwa bei 10–15%. Der Energiebedarf ist je nach Nahrungsmittel sehr unterschiedlich. Der höchste Energiebedarf besteht für die Eiweißaufnahme, der geringste für die Fettaufnahme.

Die aktivitätsinduzierte Thermogenese (AIT) beschreibt den Energieverbrauch für körperliche Bewegung. Dieser Energieverbrauch kann je nach Aktivität außerordentlich unterschiedlich ausfallen. Bei einer nicht Sport-treibenden Normalperson beträgt er etwa 15% des Gesamt-Energieverbrauchs. Bei Sportlern kann er ein mehrfaches des Grundumsatzes betragen. So verbraucht ein Mittelstreckenläufer in der Trainingsphase 4000 bis 5000 kcal pro Tag.

Eine hohe sportliche Aktivität wird sich stimulierend auf den Grundumsatz auswirken. Es genügen 30 min körperlicher Aktivität bei 70% des maximalen Sauerstoffverbrauchs, um den Energieverbrauch unter Ruhebedingungen signifikant zu erhöhen. Dieses Phänomen nennt sich postexercise Thermogenese (Übersicht bei Ravussin & Swinburn, 1992). Man nimmt an, dass dieser zusätzliche Energieaufwand zur Reparatur kleiner sportbedingter Defekte in der Muskulatur dient.

Wie wird die AIT gemessen? Der Energieverbrauch bei einer bestimmten Aktivität wird kalorimetrisch über Sauerstoffverbrauch und Kohlendioxid-Produktion gemessen. Hierzu werden in der Sportmedizin Atemmasken verwandt. Mit dieser Technik ist es natürlich nicht möglich, die gesamte AIT über Tage oder gar Wochen zu ermitteln. Dies wird möglich durch die Verwendung der Doppelisotopen-Technik, die es erlaubt, die gesamte Kohlendioxid-Produktion eines Menschen über 2–3 Wochen zu messen (Tuschl et al., 1990). Die Verwendung dieser Technik macht es möglich, den Energiestoffwechsel normalgewichtiger und adipöser Personen zu messen.

Die exakte Ermittlung der Kalorienzufuhr ist außerordentlich schwierig. Man muss sich entweder auf die Angaben (Ernährungstagebücher) der Probanden verlassen oder Studien in geschlossenen Krankenhausabteilungen mit extremen Überwachungsmaßnahmen durchführen.

Die Untersuchung gesunder, schlanker Versuchspersonen ergab eine gute Übereinstimmung zwischen den Angaben zur Kalorienzufuhr (Ernährungstagebücher) und dem Gesamtenergieverbrauch, gemessen mit der Doppelisotopen-Methode (Tuschl et al., 1990). Der gleiche Versuchsansatz wurde gewählt, um der immer wieder geäußerten Spekulation nachzugehen, dass Adipositas trotz normalem Essverhalten, das heißt normaler Kalorienzufuhr, entstehen könne. Ein Dutzend adipöser Frauen (mittleres Gewicht 100 kg) protokollierte ihr Essverhalten über eine Dauer von 2 Wochen. Gleichzeitig wurde der Gesamtenergieverbrauch mit der Doppelisotopen-Methode gemessen. Als Kontrolle dienten 12 normalgewichtige Frauen.

Bei der Kontrollgruppe standen einer Kalorienaufnahme von 2300 kcal/Tag ein Energieverbrauch von 2357 kcal/Tag gegenüber. Bei den adipösen Frauen wurden im Mittel 3400 kcal/Tag verbraucht. Dem stand eine Kalorienzufuhr von nur 2000 kcal/Tag gegenüber. Da das Gewicht konstant blieb, kann mit Sicherheit geschlossen werden, dass die Adipösen ihre Kalorienzufuhr stark unterschätzt haben (Platte et al., 1995). Diese systematische Unterschätzung der Kalorienzufuhr findet sich bereits bei der Adipositas im Kindesalter (Laessle et al., 2000). Diese und viele andere Untersuchungen belegen andererseits auch die zentrale Rolle einer erhöhten Kalorienzufuhr für die Entstehung der Adipositas.

Wenn die Rolle des Energiestoffwechsel für die Entstehung der Adipositas diskutiert wird, dann sind zwei Komponenten des Energiestoffwechsels von besonderer Bedeutung:
- die Aktivitätsinduzierte Thermogenese (AIT) und
- der Energieverbrauch unter Ruhebedingungen (RMR).

Aktivitätsinduzierte Thermogenese (AIT)

Zahlreiche klinische Beobachtungen belegen eine verringerte körperliche Aktivität adipöser Individuen. Obwohl exakte Messungen der Gesamt-AIT bei Adipositas im Kindesalter fehlen, so gibt es viele Beobachtungen, die belegen, dass übergewichtige Kinder mehr Zeit beim Fernsehen, Computerspielen etc. verbringen und weniger Zeit bei Sport und Bewegungsspielen (Craig et al., 1996). Damit würde die Energiebilanz des Körpers in Richtung Gewichtszunahme verstellt. Dies könnte ein Faktor sein, der zur Aufrechterhaltung und evtl. zur weiteren Verschlimmerung der Adipositas führt.

Ob eine relative körperliche Inaktivität primär zur Entstehung des Übergewichts beiträgt, ist durch die geschilderten Beobachtungen nicht bewiesen. Ebenso wie Inaktivität zur Adipositas führt, kann Adipositas auch zu Inaktivität führen – da Sport für Übergewichtige weniger angenehm und weniger Erfolg versprechend ist – und auch zu Hänseleien durch Spielkameraden. Somit bleibt das Ursache-Wirkungs-Verhältnis von Inaktivität und Adipositas unklar. Die Rolle der Inaktivität bei Aufrechterhaltung und Verschlechterung der Adipositas ist allerdings unbestritten. So bleibt die aktivitätsinduzierte Thermogenese ein wichtiger Angriffspunkt für therapeutische Ansätze.

Energieverbrauch unter Ruhebedingungen (RMR)

Dass ein hoher Grundumsatz zu Gewichtsabnahme und ein niedriger Grundumsatz zu Gewichtszunahme führen kann, ist von den Beobachtungen der Über-(Hyperthyreose) und Unterfunktion der Schilddrüse (Hypothyreose) bekannt. Unklar ist, inwieweit ein niedriger Grundumsatz als Ursache der Adipositas in Frage kommt. Zahlreiche Studien belegen, dass *nicht* prinzipiell von einem erniedrigten Grundumsatz bei Adipösen ausgegangen werden kann. Bei der überwiegenden Zahl der Adipösen finden wir einen hohen Grundumsatz. Das beruht darauf, dass Adipöse nicht nur eine große Fettmasse, sondern auch eine größere magere Körpermasse aufweisen. Normiert man den Grundumsatz auf Körpergewicht und Körperzusammensetzung, so ist der Grundumsatz bei den meisten Adipösen normal.

Von dieser Regel gibt es offenbar einige Ausnahmen, die im Folgenden dargestellt werden.

Junge Frauen afroamerikanischer Herkunft neigen im Vergleich zu ihren weißen Alterskollegen stärker zur Entwicklung von Adipositas. Dem entsprach ein geringerer Grundumsatz bei schwarzen übergewichtigen Frauen. Diese Differenz fand sich bereits bei noch schlanken präpubertären (7–10 Jahre) Mädchen. Dass ein relativ niedriger Grundumsatz zu einer deutlichen Gewichtszunahme führen kann, zeigten auch Ravussin et al. (1992), die in einer prospektiven Studie an erwachsenen Pima-Indianern zeigen konnten, dass ein niedriger Grundumsatz eine deutliche Gewichtszunahme über 4 Jahre voraussagen kann.

Eigene Untersuchungen an präpubertären Mädchen mit familiärer Veranlagung zur Adipositas (2 übergewichtige Eltern) zeigten in mehreren Studien (Wurmser et al., 1998; Laessle et al., in press a), dass diese übergewichtige Gruppe einen geringeren Grundumsatz aufweist, wenn Gewicht und Körperzusammensetzung berücksichtigt werden. In dieser Gruppe ist der (niedrigere) Grundumsatz ein hochsignifikanter Prädiktor für die Gewichtszunahme im folgenden Lebensjahr (Laessle et al., in press b). Es ist bisher unklar, welche Faktoren zu dieser Verminderung des Grundumsatzes führen und welche pharmakologischen oder verhaltenstherapeutischen Maßnahmen geeignet wären, um diesen Effekt zu beeinflussen.

3.3 Psychologische und psychosoziale Einflüsse

Neben den genetischen Ursachen liegen die entscheidenden Determinanten einer positiven Energiebilanz auf der Verhaltens- und Bewegungsebene. In ihrem Essverhalten wählen Übergewichtige eine größere Menge energie- und fettreicher Speisen aus.

Übergewichtige konsumieren pro Tag im Durchschnitt etwa 25 Gramm mehr Nahrungsfett als normalgewichtige Vergleichspersonen (Tucker & Kano, 1992). Diese zunächst unbedeutend erscheinende Differenz akkumuliert sich in der Jahresbilanz zu einer Gewichtszunahme von 9 kg.

Sowohl die Häufigkeit von Mahlzeiten als auch die Kalorienaufnahme bei einer Mahlzeit wird in hohem Ausmaß durch emotionale Faktoren und Lernprozesse beeinflusst, die bereits im Kindes- und Jugendalter zum Tragen kommen.

Eltern stellen Modelle für ihre Kinder dar, die deren Ess-, Trink-, und Bewegungsverhalten sowie die Einstellungen gegenüber dem Körper schon früh übernehmen.

So kann es im Laufe der Entwicklung beispielsweise dann zu einer Koppelung zwischen negativen emotionalen Zuständen und der Zufuhr von Nahrung kommen, wenn Äußerungen des Unbehagens beim Kind mit der Verabreichung von Nahrung beantwortet werden. Als Konsequenz wird in Zukunft Nahrung nicht nur bei Hunger, sondern bei allen Zuständen aufgenommen, die in der Lerngeschichte mit Nahrungsaufnahme verbunden waren. Eine Untersuchung von Brakhoff (1987, zit. nach Petermann, 1994), kam zu dem Ergebnis, dass 38% der Befragten aus Langeweile essen, 22% bei Einsamkeit und 11% bei depressiven Verstimmungen.

Wolf (1993) nennt als Motiv für eine Nahrungsaufnahme ohne Hunger Gefühle, vor allem seelische Probleme und aversive Gefühle wie Stress, Langeweile, Angst und Einsamkeit. Misslungene Diätversuche können ebenfalls zu Frustrationen führen, die dann mit Hyperphagie beantwortet werden. Einer Studie von Rogers und Green (1993) zufolge wirkt sich das Diätieren negativ auf die kognitive Leistungsfähigkeit aus. Dies kann ebenfalls zu negativen Gefühlen führen, auf die möglicherweise mit Essen reagiert wird.

Eine erhöhte Außenreizabhängigkeit (z.B. Uhrzeit, Attraktivität von Speisen) als Ursache des Übergewichts, wie sie von Schachter (1976) postuliert worden war, konnte in neueren Untersuchungen nicht bestätigt werden. Sie tritt nicht nur bei manifest adipösen, sondern bei allen Personen auf, die ihre Nahrungsaufnahme kognitiv kontrollieren, und kann daher mit hoher Wahrscheinlichkeit als eine Folge intermittierenden Diätierens betrachtet werden (Pudel & Westenhöfer, 1991).

4 Therapieansätze

Aus der Literatur wird deutlich, dass alle multimodalen Behandlungsprogramme auf drei Grundelementen basieren:

- Sport (Förderung von Ausdauer und Bewegung)
- Diät/langfristige Ernährungsumstellung (modifizieren von Quantität, Qualität und zeitlicher Struktur der Nahrungsaufnahme)
- Gesundheitspsychologische Interventionen (Unterstützung und Stabilisierung der Sport- und Diät-Komponente)

4.1 Sport

Durch sportliche Aktivitäten wird versucht, den Energieumsatz zu steigern. Gleichzeitig wird erreicht:

- der Abbau von Fett- und der Aufbau von Muskel-Gewebe,
- Training von Ausdauer und Kondition,
- Steigerung des allgemeinen Wohlbefindens und der Körperwahrnehmung.

Nach neuesten Studien sollte eine sportliche Komponente in der Therapie der kindlichen Adipositas vor allem auf eine Verringerung der Inaktivität hinzielen (Dietz, 1995; Epstein, 1995). Dazu sind Bewegungsspiele und Tipps für den Alltag wie „Treppen steigen anstelle des Fahrstuhls" viel besser geeignet als intensive Trainingsprogramme.

Es wird generell empfohlen, bei niedriger Intensität lang andauernd zu trainieren. Gut geeignete Sportarten sind dabei Schwimmen, Radfahren, Rudern. Bedingt geeignet sind Tennis, Badminton, Volleyball, Basketball.

4.2 Diät

Mit einer Diät (= Einschränkung der Kalorienzufuhr) soll eine negative Energiebilanz erzielt werden, die zur Gewichtsabnahme führt.

Reine Diät-Kuren sind zwar kurzfristig erfolgreich, die Gewichtsreduktion kann jedoch meist langfristig nicht aufrechterhalten werden, da es durch die Kalorienrestriktion zu metabolischen und endokrinen Anpassungsvorgängen kommt, die den Energieverbrauch absenken. Diese Anpassungsvorgänge bleiben

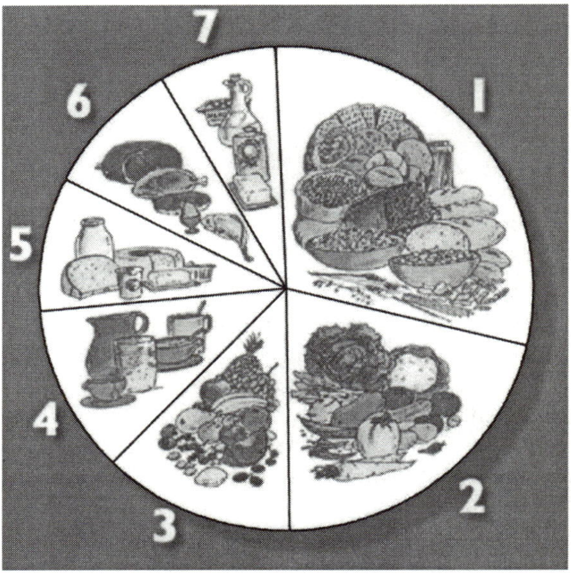

Abb. 3. Ernährungskreis in Anlehnung an die DGE

über das Ende der Diät hinaus noch einige Zeit bestehen, so dass bei normaler Kalorienzufuhr zunächst eine positive Energiebilanz entsteht. Dadurch kommt es wieder zu einer Gewichtszunahme bis zum Ausgangsgewicht und oft sogar darüber hinaus. Der Tatbestand, dass kurze Zeit nach Beendigung einer Diät ein höheres Gewicht vorhanden ist, wird auch als „Jo-Jo"-Effekt beschrieben.

Wird Diät als eine Therapiekomponente eingesetzt, so wird allgemein eine hypo-kalorische Mischkost empfohlen. Bei Kindern führt eine auf 1200–2000 Kcal reduzierte Mischkost, die wenig Fett (25–30%), viele komplexe Kohlenhydrate (50–55%) und ausreichend Eiweiß (20–25%) enthält, zu einem Gewichtsverlust von ungefähr 0,5 kg pro Woche.

Solch eine Gewichtsreduktion wirkt sich nicht negativ auf die körperliche Entwicklung des Kindes aus.

Außerdem kann dieses Ernährungsprogramm auch langfristig mit einer höheren Kalorienanzahl fortgeführt werden und damit als Einstieg in eine langfristige Ernährungsumstellung dienen.

Die Grundzüge einer solchen Ernährungsumstellung sollen kurz angerissen werden.

Die beste Orientierung für die Auswahl und Menge der Nahrungsmittel für die tägliche Energiezufuhr stellt der DGE-Ernährungskreis (s. Abbildung 3) dar (Deutsche Gesellschaft für Ernährung, 1996), der sieben Nahrungsmittelgruppen unterscheidet, die in unterschiedlich großer Menge zu sich genommen werden sollten (verdeutlicht durch die verschieden großen Flächen).

1. Getreide, Getreideprodukte und Kartoffeln
2. Gemüse und Hülsenfrüchte
3. Obst

4. Getränke
5. Milch und Milchprodukte
6. Fisch, Fleisch und Eier
7. Fette und Öle

Die Nahrungsaufnahme sollte sich auf insgesamt fünf Mahlzeiten verteilen, drei größere und zwei Zwischenmahlzeiten. Günstigerweise sollte die größte Mahlzeit mittags eingenommen werden.

Als Hauptregel für die Ernährung gelten:
- möglichst vielseitig essen, jedoch nicht zu viel,
- wenig Fett und fettreiche Nahrungsmittel,
- wenig Süßes,
- viele Vollkornprodukte,
- viel Gemüse, Kartoffeln, Obst,
- wenig tierisches Eiweiß.

Gelingt eine Umstellung nach diesen Prinzipien, lässt sich der Gewichtsverlauf bei Kindern günstig beeinflussen.

4.3 Gesundheitspsychologische Interventionen

Innerhalb einer multimodalen Therapie kann die Diät- und Sport-Komponente durch psychologische Interventionsbausteine unterstützt und langfristig stabilisiert werden. Dabei hat sich gezeigt, dass verhaltenstherapeutische Methoden anderen psychologischen Verfahren überlegen sind.

Als wichtigste Techniken kommen dazu in Frage:
- Token-Programme,
- Selbstbeobachtung,
- Selbstbewertung,
- Selbstverstärkung,
- Selbstinstruktion,
- kognitive Umstrukturierung,
- Stimuluskontrolle,
- Genusstraining,
- Training sozialer Kompetenzen,
- Rollenspiel,
- Modelllernen.

Die Anwendung dieser Methoden ist im Manual-Teil detailliert beschrieben. Wenn auch den Eltern die Anwendung dieser Prinzipien vermittelt wird, sind die langfristigen Erfolge bei den Kindern besonders gut (Epstein et al., 1990).

Teil 2: Trainingsmanual

5 Ansatzpunkte und Ziele eines Verhaltenstrainings für übergewichtige Kinder

Bei der Mehrzahl leicht bis mäßig übergewichtiger Kinder ist eine rasche Gewichtsreduktion aufgrund möglicher unerwünschter Auswirkungen auf das Wachstum nicht erstrebenswert. Als ein Anzeichen erfolgreicher Behandlung bei sich körperlich sowie psychosozial entwickelnden, übergewichtigen Kindern könnte jedoch eine leichte Gewichtsabnahme, eine Gewichtskonstanz über mehrere Monate oder eine Reduktion der Gewichtszunahme unter Ausnutzung des Längenwachstums aufgefasst werden, wodurch eine relative Abnahme des Körpergewichts und eine Veränderung der Körperzusammensetzung im Sinne einer Reduktion des prozentualen Anteils des Fettgewebes erzielbar sind (Leung & Robson, 1990).

Ziel des entwickelten ambulanten, kognitiv verhaltenstherapeutisch orientierten Gruppentrainingsprogramms für übergewichtige Kinder soll die langfristige und dauerhafte Umstellung von Verhaltensweisen sein, die eine Gewichtskontrolle unterstützen. Diese stellen vor allem das Ess- und Aktivitätsverhalten dar. Das Trainingsprogramm war somit auf die Substitution fett- und zuckerreicher Nahrungsmittel durch Alternativen, in denen diese Makronährstoffe entsprechend reduziert sind, und auf die Erhöhung des Aktivitätsniveaus ausgerichtet. Weder die Restriktion der Energieaufnahme noch die Reduktion des Körpergewichts waren erklärte Trainingsziele, während die Qualität der täglichen Ernährungsweise insgesamt verbessert, der Energieverbrauch erhöht, die Rate der Gewichtszunahme reduziert und die Körperzusammensetzung verändert werden sollten.

6 Methodik

Die Trainingsziele sollten durch die Kombination eines ambulanten, kognitiv verhaltenstherapeutisch orientierten Ernährungs- und Aktivitätsmanagements mit gesundheitspsychologischen Interventionen erreicht werden. Das Trainingsprogramm wurde zur Erhöhung der Mitarbeitsbereitschaft der Teilnehmer für Gruppen leicht bis mäßig übergewichtiger Kinder (BMI[1]) zwischen dem 85. und 95. Perzentil der alters- und geschlechtsgenormten Referenzwerte von Must et al. (1991a, 1991b) konzipiert und in wöchentlichen Sitzungen über einen Zeitraum von 9 Wochen durchgeführt.

6.1 Ernährungsmanagement und Steigerung des Aktivitätsniveaus

Das Ziel des Ernährungsmanagements bestand in der Erhöhung der Kontrolle der Nahrungsaufnahme, die zu einer Reduktion des Gesamtanteils der Fettaufnahme an der Energiezufuhr sowie zu einer Verringerung der Aufnahme gesättigter Fettsäuren, des Cholesterins und der einfachen Kohlenhydrate in der Ernährung der Trainingsteilnehmer führen sollte. Nahrungsmittel mit einem hohen Gehalt dieser Nährstoffe sollten durch fett- und cholesterinarme Lebensmittel und komplexe Kohlenhydrate ersetzt werden. In einem Kreisprozess zielanalytischer Gruppensitzungen, der sich sowohl an den Bedürfnissen der Kursteilnehmer orientiert als auch realistische Zielvorstellungen bezüglich eines günstigen Essverhaltens berücksichtigt, sollte dadurch die Qualität der Ernährungsweise insgesamt verbessert werden.

Während einer Baselineerhebung wurden die Kursteilnehmer zunächst in das Führen eines Ernährungsprotokolls eingewiesen, das die Nahrungsaufnahme über einen Zeitraum von sieben aufeinander folgenden Tagen dokumentieren sollte. Diese Ernährungsprotokolle wurden ökotrophologisch ausgewertet, sodass die qualitative Zusammensetzung der Nahrung, das Ernährungsmuster (Häufigkeit, zeitlicher Verlauf und Größe der einzelnen Haupt- und Zwischenmahlzeiten) und der Ort der Nahrungsaufnahme ermittelt werden konnten. Daneben erfassten die Teilnehmer vor jeder Mahlzeit die Größe des subjektiven Hungerempfindens und die psychische Gestimmtheit. Anhand dieser Analysen wurden die Qua-

[1] Body Mass Index (Körpergewicht [kg]/Körpergröße [m]^2.

lität der Ernährung der Trainingsteilnehmer evaluiert, situative, psychische sowie emotionale Determinanten der Nahrungsaufnahme erarbeitet und gemeinsam mit den Kindern über Defizite und Überschüsse diskutiert, sodass der Beitrag des Essverhaltens an der Aufrechterhaltung von Gewichtsproblemen deutlich wurde. Mit den Teilnehmern wurden detaillierte Ernährungsgeschichten (Ernährungsgewohnheiten, familiäre Ernährungsregeln, bisherige Reduktionsdiäten, Nahrungsmittelpräferenzen und -abneigungen) erarbeitet. Auch die Zubereitung der Speisen und Einkaufspraktiken wurden soweit wie möglich besprochen.

Ein erstes Kurselement bestand in der Schaffung eines detaillierten Ernährungswissens (z. B. Informationen über die Makronährstoffzusammensetzung der Nahrung, Aufzeigen des Fettgehalts – insbesondere des Anteils versteckter Fette – einzelner Lebensmittel, Beachtung der Nährwertangaben auf Fertigprodukten) bei den Teilnehmern. Dieses umfasste die Darstellung einer fett- und zuckerarmen Ernährungsweise und ihre Auswirkung auf die Entwicklung des Körpergewichts. Dadurch sollten die Trainingsteilnehmer in die Lage versetzt werden, zwischen günstigen und ungünstigen Lebensmittel zu unterscheiden und eine angemessene Wahl zu treffen. Nachdem den Kindern ein grundlegendes Verständnis der Rationale zur Veränderung der Ernährungsgewohnheiten vermittelt wurde, sollten Strategien der Verhaltensmodifikation Anwendung finden. Zunächst wurden fett- und zuckerreiche Lebensmittel identifiziert und Regeln einer gesunden Ernährungsweise vermittelt, um auf dieser Grundlage Ziele einer optimalen Ernährung aufzustellen. Mittels so genannter „strukturierter Esstage“ (nach Laessle et al., 1992; Tagespläne der Nahrungsaufnahme, die von den Teilnehmern selbst erarbeitet und ökotrophologisch bewertet wurden; berücksichtigt wurden hierbei vor allem die Aufnahme bestimmter Lebensmittel und die zeitliche Verteilung der einzelnen Mahlzeiten über den jeweiligen Tag) sollten die definierten Ziele schrittweise umgesetzt werden. Besondere Berücksichtigung fand bei dieser Strategie der akzeptable Kompromiss zwischen den aufgestellten Regeln und den Bedürfnissen bzw. Vorlieben der Kursteilnehmer. Durch die „strukturierten Esstage“ können das Gefühl der Selbsteffizienz verstärkt sowie die Selbstkontrolle der Nahrungsaufnahme und des Körpergewichts erhöht werden. Außerdem wurden mit den Kindern Zielvorstellungen für den Verzehr von Süßigkeiten erarbeitet. Dabei setzten sich die Teilnehmer für den Zeitraum von jeweils einer Woche ein oberes Limit für die Aufnahme dieser einfachen Kohlenhydrate, das nach Möglichkeit nicht überschritten und kontinuierlich reduziert werden sollte. Als wesentliche Kursbestandteile wurden schließlich in spielerischer Art verschiedene Bewegungsstrategien integriert, die die Teilnehmer auch außerhalb des Kurses fortsetzten sollten. Die Kinder wurden dazu aufgefordert, verschiedene aerobe Aktivitäten (z. B. Gehen, Rennen, Radfahren und Übungen, die sowohl die Arm- als auch die Beinmuskulatur einbeziehen) auszuprobieren, Aktivitätspräferenzen zu entwickeln und sie in den täglichen Lebensrhythmus einzubinden. Zu diesem Zweck erhielten die Teilnehmer Kalender, in denen Art und Dauer entsprechender somatomotorischer Aktivitäten eingetragen werden konnten. Für das Einplanen und Durchführen körperlicher Übungen wurden die Kinder zu den wöchentlichen Sitzungen extrinsisch verstärkt. Diese Strategien (Planung, Bewertung und Durchführen der strukturierten Esstage sowie der körperlichen Aktivitäten, Zielsetzung und Modifizierung früherer Ziele in Bezug auf die Aufnahme einfacher Kohlenhydrate) wurden für die gesamte Kursdauer beibehalten.

Vor Beginn und nach Abschluss des Kurses wurden anthropometrische Maße (Körpergröße, -gewicht und -zusammensetzung) der Kinder erhoben.

6.2 Gesundheitspsychologische Interventionen

Die Bedeutung der Gesundheitspsychologie in der multidisziplinären Therapie der kindlichen Adipositas liegt in der Unterstützung des Patienten bei der Erreichung der Ziele der Verhaltensmodifikation. Das Behandlungsziel ist die Definition eines individuellen Plans für die Umstellung der Ernährungsweise und für die Steigerung des Aktivitätsniveaus, der vom jeweiligen Kind umgesetzt werden kann.

Eine umfassende psychologische Diagnostik ist die Grundlage eines effektiven Behandlungsplans und einer hinreichenden Mitarbeit seitens des Kindes. Das „Health Belief Model" bietet einen Rahmen relevanter Faktoren, die zu Beginn eines Kurses zum Ernährungsmanagement zusammen mit dem Patienten bewertet werden sollten (Becker et al., 1977). Dieses Modell postuliert, dass Patienten nur dann Hilfe in Anspruch nehmen und das Angebot auch befolgen, wenn sie gewisse minimale Kenntnisse von Gesundheit und Krankheit besitzen und bestrebt sind, Gesundheit aufrechtzuerhalten oder zu erlangen. Darüber hinaus müssen sie einsehen, dass sie unter bestimmten Bedingungen erkranken können. Schließlich müssen die Patienten an die Effektivität einer Behandlung sowie an die Rechtfertigung ihres Aufwands glauben. Dieser Entscheidungsprozess hat somit den Charakter einer Kosten-Nutzen-Analyse.

Zwei Komponenten des „Health Belief Models" sind die wahrgenommene Vulnerabilität und der perzipierte Schweregrad der Erkrankung. Es dreht sich dabei um die Frage, weshalb ein Kind gerade zu einem bestimmten Zeitpunkt professionelle Hilfe sucht. Es ist möglich, dass der Grund für die Inanspruchnahme eines Behandlungsangebots der Wunsch nach Vermeidung von Gesundheitsbeeinträchtigungen ist, der in der wahrgenommenen Anfälligkeit für kardio- oder zerebrovaskuläre Erkrankungen wurzelt. Die Behandlungsmotivation und Mitarbeitsbereitschaft wären unter dieser Bedingung sehr hoch. Ein häufigerer Grund der Inanspruchnahme professioneller Hilfe ist jedoch der Wunsch, das körperliche Erscheinungsbild zu verändern, um eine höhere Akzeptanz Gleichaltriger zu erfahren. Eine weitere wichtige Frage in diesem Zusammenhang ist, ob das übergewichtige Kind ein Behandlungsangebot auf eigene Initiative oder auf Drängen der Eltern in Anspruch nimmt. Ein Machtkampf zwischen Eltern und Kind kann bewirken, dass selbst ein aufgeschlossener Patient sich gegen eine Verhaltensmodifikation sperrt. Um diesen Kampf zu vermeiden, sollten die Ziele des Kindes eruiert, auf Erreichbarkeit hin überprüft, ggf. zusammen mit dem jeweiligen Kind modifiziert und im Training berücksichtigt werden.

Ein weiteres Element des „Health Belief Model" ist der wahrgenommene Nutzen von oder die Erwartung an eine gesundheitsfördernde Intervention. Oft besteht der Wunsch der Kinder darin, eine möglichst rasche und starke Gewichtsreduktion zu erreichen. Es kann sich deshalb als schwierig erweisen, mit den Kindern an einem gesunden Ess- und Aktivitätsverhalten zu arbeiten, ohne die Priorität auf eine Abnahme des Körpergewichts zu legen. Den Trainingsteilnehmern sollten daher die längerfristigen positiven Auswirkungen eines gesunden Lebensstils und die Bedeutung einer relativen Gewichtsabnahme (Gewichtskonstanz trotz Längenwachstums) erklärt werden.

Eine letzte wichtige Komponente des „Health Belief Model" sind die wahrgenommenen Barrieren oder Kosten einer Intervention. Viele übergewichtige Kinder weisen eine Diätgeschichte auf und haben bestimmte Vorstellungen über Strategien zur Gewichtsreduktion. Möglicherweise befürchten sie aufgrund früherer Misserfolgserlebnisse weiteres Versagen. Deshalb ist es bereits vor und während der Phase der Baselineerhebung wichtig, das Trainingsprogramm zu beschreiben und hervorzuheben, dass es auf die Bedürfnisse des Einzelnen abgestimmt werden kann und die gesetzten Ziele zu erreichen sind. Dadurch können ein überhöhter Erwartungsdruck und Befürchtungen seitens der Kursteilnehmer oder ihrer Eltern reduziert werden. Darüber hinaus sollten die positiven Aspekte des gegenwärtigen Essverhaltens und des Aktivitätsniveaus verstärkt werden und Veränderungen nur langsam erfolgen.

Bei der Planung des Trainings sollte zunächst ein individueller Trainingsplan in Zusammenarbeit mit den Patienten, ihrer Familie und dem professionellen Behandlungsteam erstellt werden. Der erste Schritt ist eine Einigung auf Trainingsziele. Die Beibehaltung des Körpergewichts ist bei Kindern oft angemessen, da durch das Längenwachstum eine relative Abnahme des Körpergewichts eintritt (Leung & Robson, 1990). Fernziele sind leichter durch viele realistische, kurzfristige Ziele erreichbar, die dem Kind das Gefühl der Selbstwirksamkeit vermitteln. Durch die Erhöhung der Selbstwirksamkeit können die Mitarbeitsbereitschaft und die Effektivität des Trainings gesteigert werden. Die Definition von Zielen bezüglich der Ernährungsweise und des Aktivitätsverhaltens erfordert hierbei die aktive Teilnahme und Berücksichtigung der Präferenzen des Teilnehmers.

Die Umsetzung der Kursziele sollte in Gruppentrainingsprogrammen bei Kindern unter Berücksichtigung der Besonderheiten des Kindesalters möglichst auf spielerische Weise erfolgen. So können in Rollenspielen praktische Techniken im Umgang mit bestimmten situativen Bedingungen (z.B. Langeweile, Frustration, sozial induzierte Nahrungsaufnahme), die ungünstige Verhaltensweisen begünstigen, erlernt werden.

Eine wichtige Determinante der Wahl von Speisen und der Nahrungsaufnahme stellt die psychische Appetenz dar. Trotz der Änderung von ungünstigen Ernährungsgewohnheiten als erklärtes Ziel des Ernährungstrainings sollte zur Erhöhung der Motivation auf genussreiches Essen nicht verzichtet werden müssen. Das Genusserlebnis beim Verzehr gesunder Lebensmittel könnte durch das gemeinsame Zubereiten und Essen von Mahlzeiten in der Gruppe gefördert werden.

Als weitere hilfreiche, verhaltenstherapeutische Techniken könnten sich Stimuluskontrolle und Selbstinstruktion erweisen. Mit den Kindern sollten daher Strategien zur Vermeidung nahrungsbezogener Reize erarbeitet werden, wobei Situationen wie Einkauf, Zubereitung von Lebensmitteln und Abräumen des Tisches Berücksichtigung finden könnten. Der Vorrat hochkalorischer Nahrungsmittel im Haus sollte so gering wie möglich gehalten und außerhalb des Sichtfeldes

des Kindes aufbewahrt werden. Zudem sollte das Kind besonders in Situationen unterstützt werden, in denen es leicht zur überhöhten Nahrungsaufnahme neigen könnte. Schließlich sollte das Kind die Mahlzeiten in geregeltem räumlichen und zeitlichen Rahmen ohne Ablenkung durch Fernsehen, Hausaufgaben oder andere Aktivitäten zu sich nehmen. Dadurch ist insgesamt eine Erhöhung der Kontrolle der Nahrungsaufnahme zu erreichen. Daneben ist zu berücksichtigen, dass Gedanken und Erwartungen in spezifischen Situationen die psychische Appetenz und die Kontrolle der Nahrungsaufnahme beeinflussen können. Diese Situationen sollten mit den Kindern eruiert und jeweils angemessene Selbstverbalisierungen (z. B. „Nein, ich werde jetzt nicht essen, da ich momentan nicht hungrig bin!") entwickelt werden. Im Gegensatz zur bloßen Vermeidung nahrungsbezogener Reize (Stimuluskontrolle) stellt die Selbstinstruktion einen angemesseneren Umgang mit diesen Reizen dar.

Die Erhöhung des Aktivitätsniveaus ist bei übergewichtigen Kindern oft schwierig. Ist das Kind sportlich wenig interessiert (und die meisten übergewichtigen Kinder haben kein sportliches Interesse), stellt regelmäßige somatomotorische Aktivität wahrscheinlich ein neues Konzept dar. Zusätzliche Aktivitäten könnten kurzfristig durch die Einbindung von Bewegungsspielen, die Spaß, soziale Aktivität und sportliche Übungen kombinieren, in der Trainingsgruppe erreicht werden. Daneben ist auch das allgemeine Aktivitätsniveau der Kinder im Alltag zu erhöhen. Durch Techniken der Selbstkontrolle (Selbstbeobachtung, Selbstbewertung und Selbstverstärkung) und Selbstprogrammierung des Verhaltens mit Handlungen, die mit dem Problemverhalten inkompatibel sind (z. B. in Bezug auf das Essverhalten Ablenkung, körperliche Aktivität) können individuell präferierte, sportliche Übungen in den allgemeinen Tagesablauf integriert werden. Extrinsische Verstärkung erhöht die Auftretenswahrscheinlichkeit der selbstauferlegten sportlichen Übungen zusätzlich. Dauer und Intensität sollten dabei nur langsam gesteigert werden, um Verletzungen zu verhindern, die die Mitarbeit des Kindes unterbinden könnten.

Ein weiterer wichtiger Bestandteil des kognitiv-behavioralen Trainingsprogramms besteht in einem Training sozialer Kompetenzen. Es handelt sich hierbei um ein komplexes verhaltenstherapeutisches Programm, bei dem mit verschiedensten Techniken (z. B. Instruktion, Rollenspiele, Modelllernen) gearbeitet wird, wobei das Ziel in einer Verbesserung der sozialen Interaktion besteht. Nach Reinecker (1996, S. 116) lassen sich bei der Begriffsbestimmung selbstsicheren (assertiven) Verhaltens folgende gemeinsame Elemente anführen:

- Assertives Verhalten besteht in einer ehrlichen und relativ direkten Äußerung von Gedanken und Gefühlen,
- ist sozial angemessenes Verhalten,
- berücksichtigt sowohl die eigenen Bedürfnisse als auch die Gefühle und das Befinden anderer Personen.

Für das vorliegende Trainingsprogramm ist der adäquate Umgang mit negativen Gefühlen wie z. B. Ärger oder Angst von besonderer Bedeutung, da diese bei vielen Kindern Auslöser für Essverhalten darstellen. Eine wichtige Rolle spielt daher die Erarbeitung der individuellen Auslöser und die Bereitstellung alternativer, inkompatibler Verhaltensweisen, die anschließend in Rollenspielen erprobt und geübt werden. Die Trainer können hierbei ggf. als Modell fungieren. Mittels geeigneter Selbstinstruktionen lernen die Kinder, Verhaltensketten zu unterbrechen, das Zielverhalten zu initiieren und sich selbst zu verstärken.

Ein weiterer Gegenstand des kognitiv-behavioralen Trainingsprogramms sollte das selbstperzipierte Körperbild der Kinder darstellen. Mittels Diskussionen über erstellte Collagen oder Selbstbildnisse kann den Kindern verdeutlicht werden, wie soziokulturelle Vorstellungen die Einstellung zur eigenen Figur beeinflussen.

Es ist sinnvoll, den Trainingsplan für die Kinder und ihre Eltern so transparent wie möglich zu machen. Dadurch kann der Plan bei jeder Sitzung neu bewertet und ggf. modifiziert werden. Erfolg und Hindernisse bei der Umsetzung des Plans sollten ständig diskutiert und Ziele möglicherweise reformuliert werden. Dies bedeutet, dass Erhebung, Planung, Umsetzung und Bewertung in jeder einzelnen Sitzung jeweils neu erfolgen und sich an der individuellen Situation der Teilnehmer orientieren. Bei diesen Prozessen sollten die Teilnehmer aktiv mitarbeiten, um so allmählich die Fähigkeit zur Selbstkontrolle und damit auch zur Aufrechterhaltung einer effektiven Gewichtskontrolle zu entwickeln.

7 Durchführung des Trainingsprogramms

Das Trainingsprogramm besteht aus 9 Sitzungen, die ca. 90 Minuten in Anspruch nehmen und in wöchentlichen Abständen durchgeführt werden. Als Gruppengröße empfiehlt sich eine Zahl von acht bis zehn Teilnehmern, wobei es sich als zweckmäßig erwiesen hat, mit zwei Therapeuten zu arbeiten.[1]

7.1 Aufbau der Sitzungen

Die einzelnen Sitzungen weisen eine einheitliche Strukturierung auf. Dies hat den Vorteil einer besseren Orientierung für die Trainer und die Kinder, für die die Abfolge bestimmter Trainingselemente gerade am Anfang und am Ende der Sitzungen fast den Charakter eines Rituals annehmen kann, was den Zusammenhalt stärken und Sicherheit vermitteln soll.

Jede Sitzung beginnt mit einem Stimmungsbarometer. Die Kinder erhalten Gelegenheit zu berichten, wie es ihnen gerade geht. Auf diese Weise wird zum einen ein leichter Einstieg für die Teilnehmer gewährleistet, zum anderen erhalten die Trainer so möglicherweise wichtige Informationen, die sie in ihr weiteres Vorgehen mit einfließen lassen können. Im Anschluss erfolgt die Besprechung der Hausaufgaben, die sehr ernst genommen werden sollte, um die Motivation für die recht umfangreichen Übungen aufrechtzuerhalten. Den Hausaufgaben kommt in diesem Training eine wichtige Rolle zu, da diese dazu angelegt sind, einen Transfer des Gelernten in den familiären Alltag zu gewährleisten. Eine zusätzliche Motivation stellt die extrinsische Verstärkung für die Erledigung der Hausaufgaben dar, die immer im Anschluss an deren Besprechung stattfindet. Es folgt ein Bewegungsspiel, durch das Spaß und körperliche Aktivität kombiniert werden. Die in den einzelnen Sitzungen beschriebenen Bewegungsspiele sollen als Anregung dienen. Sie sind problemlos untereinander austauschbar und können durch andere Spiele ersetzt werden. Anschließend werden Informationsbausteine, Diskussionsrunden und Übungen durchgeführt, aus denen sich die Hausaufgaben zur jeweils nächsten Sitzung ableiten. Die Treffen enden mit einem weiteren Bewegungsspiel, dem sich eine Zusammenfassung der Hausaufgaben zur kommenden Sitzung anschließt. Den Abschluss bildet eine kurze Rückmelde-

[1] Aus Gründen der besseren Lesbarkeit wird im weiteren Verlauf dieses Textes die maskuline Form stellvertretend für beide Geschlechter benutzt.

runde, durch die die Trainer ein Feedback über Qualität und Wirkung der Sitzung erhalten.

Bei der Planung des Trainingsprogrammes wurden bewusst die Bausteine zum Ernährungsmanagement und zur Aktivitätssteigerung an den Anfang gesetzt, um möglichst schnell Verhaltensänderungen zu induzieren und über eine so erreichte Erhöhung der wahrgenommenen Selbstwirksamkeit die Motivation der Teilnehmer zu steigern. Den Übungen zur Förderung des Selbstvertrauens und der sozialen Fertigkeiten wird dann im weiteren Verlauf des Trainingsprogramms ein immer wichtigerer Stellenwert beigemessen.

7.2 Strukturiertes Vorgehen

Durch die genaue Beschreibung der einzelnen Sitzungen und der Trainingsbausteine weist dieses Training ein hohes Maß an Strukturierung auf. Dies hat den Vorteil, dass auch Therapeuten, die noch über wenig praktische Erfahrung verfügen, mithilfe dieses Manuals nach kurzer Einarbeitungszeit in der Lage sind, das Trainingsprogramm durchzuführen. Gegenüber individuell verhaltenstherapeutisch entwickelten Therapiestrategien könnte ein weiterer Vorteil in der Spezifität und Konkretheit der beschriebenen Vorgehensweise begründet sein. Der häufig angeführte Einwand, aufgrund der Vorgaben des Manuals könne nicht ausreichend auf individuelle Bedürfnisse der Teilnehmer eingegangen werden, kann dahingehend entkräftet werden, dass auch innerhalb des beschriebenen Vorgehens genügend Raum besteht, etwa durch zusätzliche Diskussionsrunden und Informationsbausteine Besonderheiten und Wünsche einzelner Kinder oder der Gruppe zu berücksichtigen. Mit zunehmender Erfahrung werden sich die Trainer zudem immer weniger wörtlich am Manual orientieren, sondern dieses vielmehr als Leitfaden benutzen, innerhalb dessen sie gemäß ihres persönlichen Stils vorgehen können.

7.3 Ambulante Durchführung der Therapie

Das vorliegende Trainingsprogramm wurde für die ambulante Durchführung konzipiert. Grundsätzlich können viele der Trainingsbausteine auch im stationären Setting angewendet werden. Langfristige Erfolge können jedoch nur erzielt werden, wenn die Kinder das Gelernte unter ihren gewohnten Lebensbedingungen erproben, üben und etablieren, was v. a. in Form von Hausaufgaben stattfindet. Dieser Transfer sollte sinnvollerweise im familiären Alltag stattfinden, weshalb einer ambulanten Durchführung dieses Programmes – wenn irgend möglich – der Vorzug zu geben ist.

7.4 Durchführung als Gruppen- oder Familientherapie

Das hier dargestellte Training wurde zunächst für die Realisierung im Gruppensetting konzipiert. Die Durchführung in der Gruppe hat neben dem ökonomischen Aspekt den Vorteil, dass für die Teilnehmer die Möglichkeit besteht, Anregungen und Erfahrungen auszutauschen. Vorschläge zur Verhaltensmodifikation werden zudem möglicherweise besser angenommen und akzeptiert, wenn sie von anderen Kindern kommen, als wenn die Trainer diese unterbreiten. Die Gruppe schafft immer auch eine Konkurrenzsituation, wodurch eine zusätzliche Motivation zur Etablierung günstiger Verhaltensweisen gegeben ist. Bei Übungen zur Förderung sozialer Kompetenzen können im Gruppenformat Situationen, in denen der Umgang mit Gleichaltrigen geübt werden soll, überzeugender im Rollenspiel nachgestellt werden, wobei sich die Kinder außerdem gegenseitig als Modell dienen können.

Das Training wurde so konzipiert, dass es ohne Probleme auch als Familientherapie durchgeführt werden kann. Dies könnte deshalb von Vorteil sein, weil das Übergewicht im familiären Rahmen entstanden ist und aufrechterhalten wurde. Durch Einbeziehung der Familie ist langfristig möglicherweise ein besserer Transfer der gelernten Verhaltensweisen in den Alltag der Kinder, der ja zu einem Großteil in der Familie stattfindet, gewährleistet. Leider fehlen bislang kontrollierte Studien, in denen die langfristigen Effekte von Gruppen- und Familientrainings mit übergewichtigen Kindern verglichen werden, sodass an dieser Stelle noch keine Aussage darüber getroffen werden kann, welcher der beiden Therapieformen der Vorzug zu geben ist.

7.5 Einbezug der Eltern

Zwischen dem ersten und zweiten Kindertreffen kann eine Elternsitzung durchgeführt werden, die dazu dient, die wichtigsten Ziele und Inhalte des Trainings transparent zu machen. Die Eltern bekommen außerdem die Möglichkeit, Erfahrungen auszutauschen und gemeinsam zu erarbeiten, wie sie ihre Kinder bei der Gewichtskontrolle am besten unterstützen können.

Auf diese Weise soll verhindert werden, dass die Eltern aus Unwissenheit gegen das Kurskonzept arbeiten, etwa indem sie auf eine schnelle Gewichtsabnahme drängen. Außerdem gewährleistet der Einbezug der Eltern einen besseren Transfer des Gelernten in den familiären Alltag (s. auch Abschn. 7.4).

Darstellung der Trainingssitzungen

Sitzung 1: Kennenlernen und Zielabklärung

Überblick

Ziele

- Kennenlernen
- Vermittlung einer Kursübersicht
- Abklärung von Zielen und Erwartungen der Kinder
- Integration zusätzlicher körperlicher Bewegung in den Alltag der Kinder
- Erfassung des derzeitigen Essverhaltens durch Einführung der Ernährungstagebücher
- Motivation zur Mitarbeit

Ablauf der Sitzung

1. Begrüßung und Vorstellung der Kursleiter
2. Kennenlern-Bewegungsspiel: Name und Bewegung
3. Informationsbaustein: Kursübersicht
4. Stillarbeit: Wappen über sich selbst malen
5. Plenum: Erwartungen und Wünsche
6. Informationsbaustein: Einführung des Bonussystem
7. Informationsbaustein: Gewicht und Körperfett
8. Plenum: Wiegespiel
9. Informationsbaustein: Einführung der Ernährungstagebücher
10. Kennenlern-Bewegungsspiel: Zipp-Zapp
11. Hausaufgabe
    - Selbstbildnis
    - 5mal pro Woche zusätzlich zehn Minuten somatomotorische Bewegung (in den Übersichtskalender eintragen)
    - Ernährungstagebuch führen
12. Stimmungsbarometer und Rückmelderunde
13. Verteilung von Bonuspunkten für Mitarbeit während der Sitzung

Vorbereitung und Materialien

Trainingsmappen mit den für diese Sitzung benötigten Materialien (Übersichtsblatt über den Kursverlauf, Bonuspunkt-Liste, Übersichtskalender zum Eintragen der 5mal zehn Minuten zusätzlicher Bewegung, Ernährungs-Tagebücher, Hausaufgaben-Blatt, Übersicht über die zur nächsten Sitzung mitzubringenden Materialien), Tesakrepp, Faserstifte, Übersichtsfolie über den Kursverlauf, Tageslichtprojektor, Zeitungsrolle bzw. Plakate, Flip-Chart, Nahrungsmittel (verschiedene Obstsorten, Brotscheibe, etc.), Küchenwaage, ein leeres Din A3-Blatt, Smiley-Aufkleber.

Therapeutisches Vorgehen

1. Begrüßung und Vorstellung der Kursleiter

Zu Beginn der Sitzung begrüßen die Kursleiter die Teilnehmer und stellen sich kurz vor (Name, Beruf, bisherige Erfahrungen mit Therapien bei Übergewicht).

Jeder Teilnehmer bekommt eine Mappe mit den Materialien, die in dieser Sitzung benötigt werden (siehe Anhang Sitzung 1).

2. Kennenlern-Bewegungsspiel: Name und Bewegung

Die Kinder stellen sich im Kreis auf. Ein Kind beginnt, indem es seinen Namen nennt („ich heiße…") und eine typische Bewegung ausführt. Das nächste Kind wiederholt Name und Bewegung des vorherigen Teilnehmers („er heißt…") und nennt anschließend seinen eigenen Namen mit einer für ihn typischen Bewegung. So kommen schließlich alle Kinder nacheinander an die Reihe, wobei jeder Teilnehmer zunächst Namen und Bewegungen aller Kinder, die schon dran waren, wiederholt, bevor der eigene Name genannt und eine passende Bewegung präsentiert wird.

Anschließend schreibt jedes Kind seinen Namen auf Tesakrepp und klebt sich den Namensstreifen auf die Brust.

3. Informationsbaustein: Kursübersicht

Den Kindern wird anhand einer Folie (siehe Anhang) eine Übersicht über den Kurs gegeben. Auf diese Weise können die Therapeuten ihr Vorgehen transparent machen und so die Compliance fördern.

Die Folie liegt auch in Form einer Kopie als erste Seite den Mappen mit den Materialien bei, die zu Beginn der Sitzung verteilt worden sind.

Der folgende Text soll als Beispiel dienen, wie die Kursübersicht den Kindern vermittelt werden kann:

> *Bevor wir so richtig loslegen, möchte ich Euch kurz erzählen, was Euch in diesem Trainingsprogramm erwartet. Ich habe eine Übersicht mitgebracht, auf der Ihr nachlesen könnt, was wir in den einzelnen Sitzungen machen werden. Heute wollen wir die Sitzung nutzen, um uns besser kennen zu lernen. Außerdem bin ich neugierig, was Ihr von diesem Training erwartet und ob Ihr schon bestimmte Vorstellungen und Wünsche habt, was Ihr hier tun und erreichen wollt.*

In der zweiten Sitzung geht es darum, was man essen sollte. Es gibt Nahrungsmittel, von denen Ihr Euch ohne Bedenken sattessen könnt, ohne dass Ihr Euch Sorgen um Euer Gewicht machen müsst. Andere Nahrungsmittel dagegen liefern sehr schnell sehr viel Energie. Von diesen Nahrungsmitteln braucht der Körper nur ganz wenig, Ihr solltet also möglichst selten und nicht so viel davon essen. Nachdem Ihr gelernt habt, von welchen Nahrungsmitteln man wie viel essen sollte, wollen wir schauen, wie Ihr Euch bisher ernährt habt. Außerdem wollen wir zusammen überlegen, was Ihr tun könnt, wenn Euch langweilig ist.
In Sitzung 3 geht es darum, wie gegessen wird. Vielleicht kennt Ihr ja schon einige Essregeln, wie z.B. langsam essen, gut kauen, usw. Wir werden noch weitere Regeln sammeln, die beim Essen wichtig sind. Wenn Ihr möglichst viele dieser Regeln befolgt, wird sich Euer Essverhalten verbessern.
In der vierten Sitzung habe ich eine Überraschung für Euch. Wir werden zusammen eine Party feiern, zu der Ihr etwas zu Essen mitbringen sollt. Auch ich werde etwas mitbringen. Wir werden gemeinsam essen und Signale sammeln, die Euch erkennen helfen, ob Ihr noch hungrig oder schon satt seid.
Man sagt ja, es sei nicht gut, zu viel Fett zu essen. Viele Leute wissen aber gar nicht, wieviel Fett in den einzelnen Nahrungsmitteln enthalten ist. Daher werdet Ihr beim fünften Termin etwas über den Fettgehalt verschiedener Speisen lernen. Viele von Euch essen nun jedoch gerade fett- und zuckerhaltige Nahrungsmittel, wie z.B. Schokolade, besonders gerne. Auf diese Nahrungsmittel müsst Ihr auf keinen Fall ganz verzichten. Es ist nur wichtig, dass Ihr lernt, diese Speisen so bewusst zu genießen, dass Euch schon kleine Mengen, wie z. B. ein Stück Schokolade, reichen. Dann müsst Ihr beim Essen auch kein schlechtes Gewissen haben. Außerdem lernt Ihr, wie Ihr Nahrungsmittel höflich aber bestimmt ablehnen könnt, wenn Ihr gerade nichts essen möchtet.
In der sechsten Sitzung lernt Ihr, wieviel Zucker in verschiedenen Nahrungsmitteln enthalten ist. Außerdem erfahrt Ihr, wie Ihr Euch am besten gegen Hänseleien wehren könnt. Zum Schluss dieser Sitzung werden wir ein Spiel spielen: Bislang habt Ihr wahrscheinlich immer nur über die Nachteile des Dickseins nachgedacht. Bei diesem Spiel sollt Ihr Euch Gedanken darüber machen, welche Vorteile es haben könnte, schwer zu sein.
Sicherlich habt Ihr alle schon einmal etwas gegessen, obwohl Ihr gar keinen Hunger hattet. Vielleicht war Euch da einfach langweilig, oder Ihr habt Euch über jemanden geärgert. In Sitzung 7 geht es darum, in welchen Situationen Ihr besonders häufig esst, ohne Hunger zu haben. Wir werden anschließend schauen, ob Ihr in diesen Situationen auch andere, vielleicht bessere Dinge tun könnt als essen. Den Rest dieser Sitzung werden wir nutzen, um Dinge zu sammeln, die Ihr an Euch mögt.
In der achten Sitzung würde ich gerne von Euch erfahren, wie Euch das Trainingsprogramm gefallen hat und was sich bei Euch im Laufe der Therapie verändert hat. Am Ende dieser Sitzung werden wir besprechen, was Ihr tun könnt, wenn Ihr wieder in alte Gewohnheiten zurückfallt.
Eine Woche später findet noch ein Abschluss-Treffen statt. Wir werden zusammen kochen und anschließend gemeinsam essen.

Im Anschluss haben die Kinder die Möglichkeit, Fragen zu stellen.

4. Stillarbeit: Wappen über sich selbst malen

Während der Darstellung der Kursübersicht mussten die Kinder über einen längeren Zeitraum zuhören. Der folgende Baustein dient – neben dem Kennenlernen der Teilnehmer – der Auflockerung; die Kinder werden wieder aktiver mit einbezogen.

Jedem Kind wird ein Plakat ausgehändigt, außerdem werden Faserstifte zur Verfügung gestellt. Die Kinder sollen ein Wappen über sich selbst malen, in dem sie z. B. Hobbys, Familie, individuelle Wünsche etc. bildlich und/oder verbal auf dem Papier darstellen. Die Kursleiter gehen währenddessen herum und lassen sich von jedem Kind erklären, was auf dem jeweiligen Plakat zu sehen ist. Wer fertig ist, darf sich die Werke der anderen Kinder anschauen.

Die Wappen bleiben am Ende der Sitzung im Kursraum.

5. Plenum: Erwartungen und Wünsche

Dieser Baustein dient der Erfassung individueller Erwartungen und Wünsche der Teilnehmer. Dies ist insofern von großer Wichtigkeit, als realistische Vorstellungen und erreichbare Ziele Voraussetzungen für eine erfolgreiche Trainingsteilnahme darstellen. Unrealistische Erwartungen, wie z. B. eine starke Gewichtsabnahme innerhalb kurzer Zeit, sollten dringend korrigiert werden. Sie können zu Frustrationsgefühlen, Motivationseinbußen und sogar Therapieabbrüchen führen, da die entsprechenden Teilnehmer die sich selbst gesteckten Ziele gar nicht erst erreichen oder ihre Erfolge auf lange Sicht nicht halten können.

Es werden zwei Plakate aufgehängt, auf die die Kinder schreiben können

a) Warum komme ich hier her?
b) Was möchte ich hier tun?

> *Nachdem ich Euch berichtet habe, was Euch in etwa hier erwartet und Ihr Euch untereinander ein bisschen kennen gelernt habt, bin ich gespannt, was Ihr für Wünsche und Ziele habt. Ich habe zwei Plakate aufgehängt, auf denen Ihr eintragen könnt*
> *a) Warum komme ich hier her?*
> *b) Was möchte ich hier tun?*

Die Eintragungen werden anschließend vorgelesen und bezüglich des tatsächlichen Ablaufs besprochen. Unrealistische Erwartungen werden korrigiert, zu allgemein formulierte Ziele präzisiert und operationalisiert. Nennt beispielsweise ein Kind als Ziel, es wolle sich besser fühlen, so kann nachgefragt werden, was passieren müsste, damit das Ziel erreicht wird oder woran es merken würde, dass es dem Ziel nähergekommen ist, bzw. es erreicht hat.

6. Informationsbaustein: Einführung des Bonussystems

Die Kinder können für die Erledigung der Hausaufgaben und gute Mitarbeit während der Sitzungen eine festgelegte Anzahl von Bonuspunkten (Tokens) in Form von Smiley-Aufklebern erwerben, die wiederum nach einem bestimmten Schlüssel gegen materielle Verstärker eingetauscht werden können. Auf diese Weise sollen Motivation und Compliance der Kinder gestärkt werden.

Ich habe mir für dieses Training etwas besonderes einfallen lassen. Für die Erledigung der Hausaufgaben, die Ihr jede Stunde aufbekommt, und für gute Mitarbeit während der Trainingssitzungen bekommt Ihr Bonuspunkte, die Ihr später gegen Aufkleber, Schlüsselanhänger, Stofftiere oder Kinokarten eintauschen könnt.
Wer die Hausaufgaben vollständig erledigt hat, kriegt drei Bonuspunkte.
Zwei Bonuspunkte bekommt Ihr, wenn Ihr die Hausaufgaben fast vollständig gemacht habt.
Wer die Hausaufgaben unvollständig erledigt hat, kann nur einen Bonuspunkt kriegen.
Wurde die Hausaufgabe gar nicht erledigt, kann kein Punkt vergeben werden.
Für gute Mitarbeit während des Kurses erhaltet Ihr zwei Punkte, wenn Ihr nur ein bisschen mitmacht, kriegt Ihr immerhin einen Punkt.
So könnt Ihr in jeder Sitzung zwischen 0 und 5 Punkte sammeln.
In Eurer Mappe ist ein Blatt – es müsste das zweitoberste sein – mit der Überschrift: Bonuspunkt-Liste, dort könnt Ihr Eure Punkte, die Ihr in den einzelnen Sitzungen bekommen werdet, aufkleben.
Zu Beginn jeder Sitzung könnt Ihr die Bonuspunkte dann eintauschen.
Einen Aufkleber kriegt Ihr für zwei Bonuspunkte.
Einen Schlüsselanhänger könnt Ihr gegen vier Bonuspunkte eintauschen.
Für fünf Bonuspunkte bekommt Ihr ein Stofftier.
Eine Kinokarte bekommt Ihr, wenn Ihr sieben Bonuspunkte gesammelt habt.
Die von Euch eingetauschten Punkte werden auf Eurer Bonuspunkt-Liste durchgestrichen, damit Ihr sie nicht doppelt benutzen könnt.

7. Informationsbaustein: Gewicht und Körperfett

Der Informationsbaustein wird durch eine Plenumsrunde zum Thema „Wiegen" eingeleitet. Die Kinder sollen berichten, wie oft sie sich wiegen und wie sie sich fühlen, wenn die Waage mehr oder weniger anzeigt als beim letzten Mal.

Dieser Baustein ist ganz zentral, weil viele Kinder sehr auf ihr Gewicht fokussiert sind. Die Körpermasse setzt sich jedoch u. a. zusammen aus Fett, Muskelmasse, Wasser und dem Magen-Darm-Inhalt. Eine Gewichtsveränderung kann also ganz verschiedene Ursachen haben und ist nicht ohne weiteres mit einem Fettab- oder -aufbau gleichzusetzen. Ziel des Trainings sollte somit nicht in erster Linie eine Gewichtsabnahme sein. Es geht vielmehr darum, die fettfreie Körpermasse aufzubauen und den Körperfettanteil zu reduzieren.

Viele Leute glauben, je mehr man wiegt, desto dicker ist man. Das stimmt nicht ganz. Das Gewicht alleine sagt noch nicht allzu viel über Euer Aussehen aus. Arnold Schwarzenegger ist z. B. sehr schwer, aber nicht dick. Das liegt an seinen vielen Muskeln. Muskeln wiegen nämlich mehr als Fett. Wenn Ihr viel

Sport macht, bekommt ihr auch mehr Muskeln, d.h., dass Euer Gewicht möglicherweise gleich bleibt, Ihr aber ganz anders, nämlich dünner, ausseht. Ziel dieses Trainings ist also nicht, dass Ihr soundso viel Kilo abnehmt, sondern dass Ihr Muskeln aufbaut und Fett abbaut. Ihr könnt Euch auch vorstellen, dass Ihr Fettmasse in Muskelmasse umwandelt. Das schafft Ihr, indem Ihr viel Sport macht.
Ein Teil Eurer Hausaufgabe wird daher sein, dass Ihr Euch in der kommenden Woche an fünf Tagen zehn Minuten lang zusätzlich bewegt. Wichtig ist dabei, dass die Bewegung wirklich zusätzlich ist, also über Euer normales Maß an Bewegung hinausgeht. Ihr könnt dafür eine Sportart auswählen, die Euch Spaß macht oder auch mit Euren Freunden Spiele spielen, bei denen man sich bewegen muss, wie z.B. Fangen.
Wer hat noch Ideen, wie Ihr Euch bewegen könnt?

Die Trainer notieren die Vorschläge der Kinder auf dem Flip-Chart.

In Euren Mappen findet Ihr als drittoberstes Blatt einen Übersichtskalender, in den Ihr die zusätzliche Bewegung eintragen könnt.

8. Plenum: Wiegespiel

Dieser Baustein dient als Vorübung für das genaue Ausfüllen der Ernährungstagebücher. Die Kinder schätzen der Reihe nach das Gewicht verschiedener Lebensmittel. Mit Hilfe einer Küchenwaage wird anschließend das tatsächliche Gewicht festgestellt.

9. Informationsbaustein: Einführung der Ernährungstagebücher

Vor der eigentlichen Einführung sollen die Kinder in einer kurzen Plenumsrunde darüber diskutieren, warum ein Ernährungstagebuch sinnvoll ist. Dadurch soll die Motivation gestärkt werden, die Tagebücher sorgfältig und regelmäßig auszufüllen.

Ich möchte Euch bitten, in der kommenden Woche jeden Tag auf einem Bogen, der sich in Euren Mappen befindet, alles einzutragen, was Ihr gegessen habt. Bevor ich Euch genau erkläre, wie Ihr das machen sollt, werden wir kurz gemeinsam überlegen, warum es sinnvoll ist, ein solches Ernährungstagebuch zu führen. Wer hat eine Idee?
Schlagt jetzt bitte Eure Mappen auf. Hinter der Bonuspunkt-Liste findet Ihr sechs bunte Nahrungsmittelbögen. Immer einen pro Tag, jeder Tag hat eine andere Farbe, und das Blatt: „Anleitung zum Führen der Ernährungstagebücher“, auf dem beschrieben wird, was Ihr beim Ausfüllen beachten sollt.
Wer möchte dieses Blatt jetzt vorlesen?
Bringt die ausgefüllten Bögen bitte zur nächsten Sitzung mit.

10. Kennenlern-Bewegungsspiel: Zipp-Zapp

Die Kinder stellen sich im Kreis auf, ein Kind steht in der Mitte. Es soll jeweils auf ein Kind im Kreis zeigen und „Zipp" oder „Zapp" sagen. Dieses muss dann innerhalb von zehn Sekunden den Namen seines linken (Zipp) bzw. rechten (Zapp) Nachbarn sagen. Gelingt es dem Kind nicht, den richtigen Namen in der vorgegebenen Zeit zu nennen, muss es sich in die Mitte des Kreises stellen. Das Kind in der Mitte hat auch die Möglichkeit, „Zipp-Zapp" zu rufen. In diesem Fall müssen alle Kinder im Kreis die Plätze tauschen.

11. Hausaufgabe

- Selbstbildnis
  Die Kinder sollen zu Hause ein Selbstbildnis anfertigen. Jedes Kind erhält zu diesem Zweck einen Bogen der Größe DinA 3. Auf diese Weise können Informationen in Hinblick auf die Selbstwahrnehmung der Kinder gewonnen werden.
- 5mal pro Woche zusätzlich zehn Minuten somatomotorische Bewegung (in den Übersichtskalender eintragen)
- Ernährungstagebuch führen

Die Kursleiter weisen darauf hin, dass sich ganz unten in der Mappe mit den Materialien für diese Sitzung noch zwei Blätter (siehe Anhang) befinden. Auf dem vorletzten sind die Hausaufgaben noch einmal aufgeführt, auf dem letzten Blatt ist zusammengefasst, was die Kinder zur nächsten Sitzung mitbringen sollen.

12. Stimmungsbarometer und Rückmelderunde

Zum Abschluss hat jedes Kind Gelegenheit zu sagen, wie es sich gerade fühlt und was ihm an dieser Sitzung gut, bzw. weniger gut gefallen hat.

13. Verteilung von Bonuspunkten für Mitarbeit während der Sitzung

Zum Ende einer jeden Sitzung verteilen die Trainer die Bonuspunkte für Mitarbeit nach dem vereinbarten Schlüssel.

Mögliche Schwierigkeiten

Es besteht eine allgemeine anfängliche Unsicherheit. Die Kinder haben zu Beginn dieser Sitzung noch keine Vorstellung davon, was in diesem Training auf sie zukommt. Außerdem ist das eigene Übergewicht für viele Teilnehmer ein heikles Thema, über das nur ungern gesprochen wird. Es kann daher die Schwierigkeit auftreten, dass die Kinder anfangs unsicher und verlegen sind, was sich in einer allgemeinen Zurückhaltung und Schüchternheit äußern oder durch komische Bemerkungen und Albernheit kompensiert werden kann. Gerade im letzten Fall ist es wichtig, dass die Trainer mit Verständnis reagieren und eine vertrauensvolle Atmosphäre schaffen. Erfahrungsgemäß kann die anfängliche Scheu der Kinder auf diese Weise relativ schnell abgebaut werden. Wichtig ist in diesem Zusammenhang auch die Darstellung der Kursübersicht. Die dadurch erreichte Transparenz trägt i. a. dazu bei, dass die Unsicherheit und Ungewissheit aufseiten der Teilnehmer reduziert werden.

Die Trainingsbausteine und das therapeutische Vorgehen werden von den Teilnehmern als kindisch abgetan. Die Altersspanne der Kinder ist mit 10–14 Jahren sehr groß. Daher könnte es sein, dass gerade ältere Kinder die spielerische Vermittlung der Trainingsinhalte kritisieren. Hier ist es wichtig, dass sich die Trainer nicht persönlich angegriffen fühlen und den betreffenden Kindern beweisen möchten, dass sie mit dem Kursstoff doch nicht unterfordert sind. Vielmehr könnten sie die Kritik positiv umdeuten: Da sie schon älter sind, fällt ihnen hier vieles leichter als den jüngeren Kindern. Sie können daher anderen Teilnehmern behilflich sein und zusätzlich den Kurs durch ihr Wissen bereichern. Außerdem sollten die Trainer sicherstellen, dass für diese Teilnehmer besonders relevante Punkte und Fragen genügend Raum bekommen, damit sie auf jeden Fall von dem Training profitieren.

Ein oder mehrere Kinder äußern Desinteresse an der Trainingsmaßnahme. Es kann passieren, dass ein oder mehrere Kinder das Training „madig machen", indem sie offen Unlust oder Desinteresse äußern, da sie der Meinung sind, die Trainingsinhalte seien bereits weitgehend bekannt oder banal. Dies kann Kinder, die dem Training positiv gegenüberstehen, in Konflikte bringen, da sie glauben, Stellung beziehen zu müssen.

Es ist ganz wichtig, dass die Trainer darauf hinweisen, dass das bloße Wissen, wie das Körpergewicht positiv zu beeinflussen ist, nicht ausreicht. Da es sehr schwer ist, neue Gewohnheiten aufrechtzuerhalten, muss das Zielverhalten systematisch geübt werden, was eines der Hauptanliegen dieses Trainings ist. Das Wissen, wie ein Computerspiel funktioniert, führt ja auch nicht dazu, dass gleich eine Bestzeit erreicht werden kann, auch hier ist viel Übung nötig.

Ein Kind stellt das Training in seiner Wirksamkeit in Frage. Manche Kinder haben schon verschiedene erfolglose Versuche unternommen, ihr Übergewicht zu reduzieren. Möglicherweise befürchten sie aufgrund früherer Misserfolgserlebnisse weiteres Versagen. Deshalb ist es wichtig, das therapeutische Vorgehen transparent zu machen und hervorzuheben, dass das Training auf die Bedürfnisse des Einzelnen abgestimmt werden kann und die gesetzten Ziele zu erreichen sind. Auf diese Weise könnte es möglich werden, einen überhöhten Erwartungsdruck und Befürchtungen seitens der Kursteilnehmer oder ihrer Eltern zu reduzieren.

Die Kinder sind auf eine schnelle Gewichtsabnahme fixiert und können für andere Trainingsziele nur schwer motiviert werden. Viele Menschen messen den Erfolg von Therapiemaßnahmen mit Übergewichtigen am Grad von deren Gewichtsabnahme. Dies ist ein allgemeines Missverständnis, aufgrund dessen ein überhöhter

Erwartungsdruck aufgebaut wird, der einem Therapieerfolg nur im Wege stehen kann. Daher ist es von großer Wichtigkeit, diesen Punkt möglichst früh anzusprechen. Die Trainer sollten den Kindern den Jo-Jo-Effekt erklären und ihnen so klarmachen, dass eine stabile Gewichtsregulation nur durch eine langfristige Umstellung der Ernährungs- und Aktivitätsgewohnheiten erreicht werden kann. Sind die Kinder damit unzufrieden und immer noch sehr auf ihr Körpergewicht fixiert, so hilft i.a. der Hinweis darauf, dass sich das Gewicht aus verschiedenen Komponenten zusammensetzt und nicht mit dem Körperfettanteil gleichzusetzen ist. Erhöht sich z.B. das Maß somatomotorischer Aktivität, so wird Fett- in Muskelmasse umgewandelt. Da Muskeln schwerer sind als Fett, wird eine Gewichtsabnahme eher enttäuschend ausfallen, obwohl sich der Körperumfang deutlich verringert hat (s. auch Sitzung 1, Trainingsbaustein „Gewicht und Körperfett").

Die Kinder wollen keine Hausaufgaben bekommen. Hausaufgaben werden von vielen Kindern als lästig erlebt, zumal sie auch für die Schule viel zu Hause arbeiten müssen. Da die Kinder in diesem Training nach dem Tokensystem für die Erledigung der Hausaufgaben extrinsisch verstärkt werden, hat sich dieses Problem nach bisherigen Erfahrungen nicht gestellt. Sollte aber doch einmal die Diskusision aufkommen, so ist es wichtig, dass die Trainer die Wichtigkeit der Umsetzung des Gelernten in den familiären Alltag betonen, die nun einmal in Form von Hausaufgaben stattfindet. Es wurde bereits weiter oben darauf hingewiesen, dass günstige Verhaltensweisen nicht nur bekannt sein sondern auch systematisch geübt werden müssen.

Anhang Sitzung 1

Inhalt der Trainingsmappen:

Sitzung 1

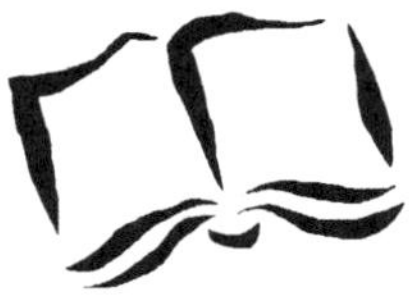

- Übersicht über den Kursverlauf
- Bonuspunktliste
- Übersichtskalender zum Eintragen der fünf mal zehn Minuten zusätzlicher Bewegung
- Ernährungstagebücher
- Hausaufgabenblatt
- Übersicht über die zur nächsten Sitzung mitzubringenden Materialien

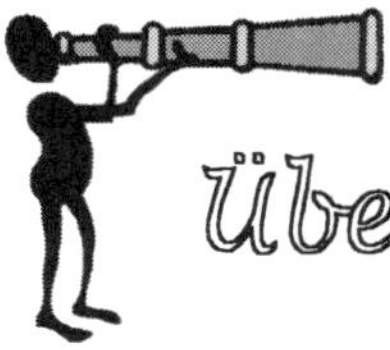

Übersicht über den Kursverlauf

Sitzung 1	Kennenlernen Was erwartet Euch? Was erwartet Ihr?
Sitzung 2	Welche Nahrungsmittel darf man ohne Bedenken essen, welche sind mit Vorsicht zu genießen? Wie sieht Eure Ernährung z.Z. aus? Was könnt Ihr tun, wenn Euch langweilig ist?
Sitzung 3	Wie sollte man essen? Welche Eßregeln kennt Ihr? Wie könnt Ihr es schaffen, Euer Eßverhalten verbessern?
Sitzung 4	Party gemeinsames Essen Woran erkennt Ihr, daß Ihr satt seid?
Sitzung 5	Wieviel Fett ist in verschiedenen Nahrungsmitteln enthalten? Wie könnt Ihr schlemmen, ohne ein schlechtes Gewissen zu haben? Wie könnt Ihr Euch besser durchsetzen?
Sitzung 6	Wieviel Zucker ist in verschiedenen Nahrungsmitteln enthalten? Wie könnt Ihr Euch gegen Hänseleien wehren? Welche Vorteile hat es, schwer zu sein?
Sitzung 7	In welchen Situationen neigt Ihr dazu, besonders viel zu essen? Was könnt Ihr stattdessen tun? Was mögt Ihr an Euch?
Sitzung 8	Wie hat Euch das Trainingsprogramm gefallen? Was hat sich verändert? Was könnt Ihr tun, wenn Ihr wieder in alte Gewohnheiten zurückfallt?
Abschluß Treffen	Gemeinsames Zubereiten und Essen von Speisen Verabschiedung

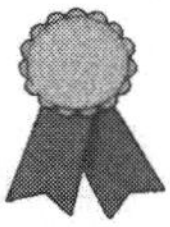

Bonuspunktliste

Sitzung 1	
Sitzung 2	
Sitzung 3	
Sitzung 4	
Sitzung 5	
Sitzung 6	
Sitzung 7	
Sitzung 8	
Abschluß-Treffen	

So könnt Ihr Bonuspunkte bekommen:

Hausaufgaben vollständig erledigt:	3 Bonuspunkte
Hausaufgaben fast vollständig erledigt:	2 Bonuspunkte
Hausaufgaben unvollständig erledigt:	1 Bonuspunkt
Hausaufgaben gar nicht erledigt:	0 Bonuspunkte
gut mitgearbeitet:	2 Bonuspunkte
ein bißchen mitgearbeitet:	1 Bonuspunkt

Dagegen könnt Ihr Bonuspunkte eintauschen:

2 Bonuspunkte:	1 Aufkleber 
4 Bonuspunkte:	1 Schlüsselanhänger 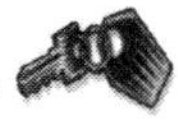
5 Bonuspunkte:	1 Stofftier 
7 Bonuspunkte:	1 Kinokarte 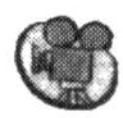

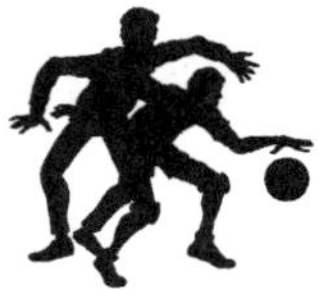

Übersichtskalender zum Eintragen der fünf mal zehn Minuten zusätzlicher Bewegung

Wochentag	zusätzliche Bewegung	Was hast Du genau gemacht?
Montag	ja/nein	
Dienstag	ja/nein	
Mittwoch	ja/nein	
Donnerstag	ja/nein	
Freitag	ja/nein	
Samstag	ja/nein	
Sonntag	ja/nein	

Erklärung Zum Ernährungstagebuch

Du sollst in den nächsten sechs Tagen alles aufschreiben, was Du gegessen hast. Dabei möchten wir, daß Du die folgenden sechs Punkte beachtest:

- Schreibe sofort auf, wenn Du irgend etwas gegessen hast!
- Versuche die **genaue Menge** (Stücke, Anzahl der Portionen, Größe...) und die genaue Bezeichnung des Essens auf zu schreiben (auch kleine Mengen, wie z.B. ein Stückchen Schokolade nicht vergessen!).
- Schreibe immer auf, wo Du gegessen hast und **was Du nebenher gemacht hast**.
- Male immer auf das Papier: ein gutgelauntes ☺ ein weder - noch 😐 ein schlechtgelauntes ☹ Gesicht für Deine Stimmung .
- Gib die **Größe Deines Hungers** an: ein „H--" für keinen Hunger, ein „H-" für wenig Hunger, ein „H+" für etwas Hunger und ein „H++" für großen Hunger.
- Versuche nicht Dein Eßverhalten in dieser Woche irgendwie zu verändern! Für das Training ist es sehr wichtig Dein wirkliches Eßverhalten zu kennen, nicht das beschönigte.

Bringe das ausgefüllte Tagebuch zur nächsten Sitzung mit.

Uhrzeit	Wo hast Du gegessen/getrunken? Was hast Du währenddessen gemacht?	Hunger? Stimmung?	Was hast Du genau gegessen/getrunken? Wieviel davon?
vor 6			
6–8			
8–10			
10–12			
12–14			

Uhrzeit	Wo hast Du gegessen/getrunken? Was hast Du währenddessen gemacht?	Hunger? Stimmung?	Was hast Du genau gegessen/getrunken? Wieviel davon?
14–16			
16–18			
18–20			
20–22			
nach 22			

Das sind Deine Hausaufgaben zur nächsten Sitzung

○ male ein Selbstbildnis

○ bewege Dich in der kommenden Woche fünf Mal zusätzlich für zehn Minuten und trage die zusätzliche Bewegung in den Übersichtskalender ein

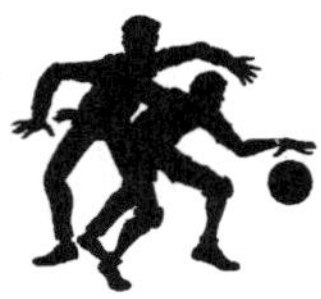

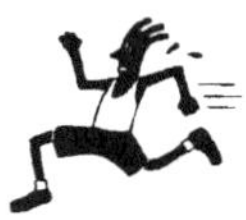

○ fülle die Ernährungstagebücher aus

Das sollst Du zur nächsten Sitzung mitbringen:

Deine Trainingsmappe

Deine Bonuspunktliste

Dein Selbstbildnis

die ausgefüllten Ernährungstagebücher

den ausgefüllten Kalender für die Zusatzbewegung

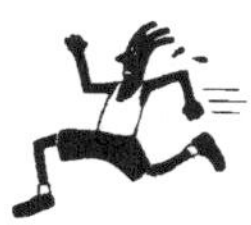

Elterntreffen

Überblick

Ziele

- Kennenlernen und Erfahrungsaustausch
- Vermittlung eines Kursüberblicks
- Transparentmachung der wichtigsten Kursziele und -inhalte
- Förderung der Bereitschaft und der Fähigkeit, die Kinder bei der Erreichung der Kursziele zu unterstützen

Ablauf der Sitzung

1. Begrüßung und Vorstellung des Kursleiters
2. Vorstellungsrunde der Eltern
3. Vorstellung des Trainingsprogramms
4. Diskussionsrunde: Wie kann ich mein Kind bei der Erreichung der Kursziele unterstützen?
5. Beantwortung eventueller weiterer Fragen und Verabschiedung

Vorbereitung und Materialien

Flip-Chart, Merkblätter „Trainingsziele" und „Ablauf der Trainingssitzungen", Übersichtblatt über den Kursverlauf, Ernährungstagebuch, Informationsblatt „Ernährungshaus", Blatt für das Streichholzspiel, Merkblatt „Essregeln", Formular zur Planung eines strukturierten Esstags, Merkblätter „Umgang mit Ärger" und „So kann ich mein Kind unterstützen".

Therapeutisches Vorgehen

1. Begrüßung und Vorstellung des Kursleiters

Der Trainer stellt sich zu Beginn kurz vor (Name, berufliche Tätigkeit, bisherige Erfahrungen mit Therapien bei Übergewicht).

2. Vorstellungsrunde der Eltern

Es tun sich jeweils zwei Elternpaare zusammen. Diese haben zunächst ca. zehn Minuten Zeit, sich gegenseitig zu interviewen, anschließend stellt jedes Paar seine Interviewpartner kurz vor. Dabei soll neben dem Namen der Familie, des Kindes und ggf. seiner Geschwister auf folgende Fragen eingegangen werden, die der Trainer vor Beginn der Sitzung auf dem Flipchart notiert:

- Wie wurden Sie auf das Training aufmerksam?
- Warum haben Sie sich gerade jetzt entschlossen, an der Maßnahme teilzunehmen?
- Welche Gründe hat Ihrer Meinung nach das Übergewicht Ihres Kindes?
- Welche Erwartungen haben Sie an das Training?
- Was unternimmt Ihre Familie in der Freizeit?

3. Vorstellung des Trainingsprogramms

Dieser Baustein dient dazu, den Eltern die wichtigsten Ziele und Inhalte des Trainingsprogramms zu vermitteln.

Vorstellung der Kursziele

Die Vorstellung der Kursziele ist deshalb von besonderer Bedeutung, weil manche Eltern eine falsche Vorstellung vom Kurskonzept haben. Dies kann dazu führen, dass sie diesem entgegenwirken, etwa indem sie ihre Kinder zu einer raschen Gewichtsabnahme drängen. Um einen langfristigen Trainingserfolg zu erzielen, ist es unerlässlich, dass den Eltern die Kursziele transparent gemacht werden, damit diese ihre Kinder entsprechend unterstützen können.

Der Trainer stellt die Ziele, die er anhand des Flipcharts illustriert, kurz vor:

- Verhinderung einer weiteren Gewichtszunahme (unter Ausnutzung des Längenwachstums kann so eine relative Gewichtsabnahme erreicht werden), vielleicht sogar leichte Gewichtsabnahme,
- Reduktion des prozentualen Anteils der Fettmasse am Gesamtkörpergewicht und Erhöhung des Anteils der Muskelmasse,
- Aufbau günstigerer Ernährungsgewohnheiten (weniger Fett, mehr Kohlenhydrate),
- Aufbau eines besseren Essstils (niedrigere Essgeschwindigkeit, niedrigere Essmenge),
- Steigerung der körperlichen Aktivität,
- Aufbau eines positiveren Körpergefühls,
- Steigerung des Selbstvertrauens, des Durchsetzungsvermögens und der sozialen Fertigkeiten,
- Verbesserung der Kommunikations- und Interaktionsmuster.

Die einzelnen Ziele werden vom Trainer in Bezug auf die in der Vorstellungsrunde genannten Erwartungen erläutert und mit den Eltern diskutiert. Ein Blatt, auf dem die Ziele noch einmal aufgeführt sind, ist dem Anhang beigefügt und kann an die Eltern verteilt werden.

Vorstellung der Trainingsinhalte

Es folgt die Vorstellung der Trainingsinhalte. Der Trainer schildert zunächst den Ablauf der Sitzungen: (s. auch Abschn. 7.1), wobei er auch auf die Bedeutung der Hausaufgaben eingeht und das Bonussystem vorstellt. Außerdem erläutert er, warum es wichtig ist, sich viel zu bewegen (siehe Sitzung 1, Baustein „Gewicht und Körperfett“). Ein entsprechendes Formblatt ist dem Anhang zu diesem Treffen beigefügt.

Anschließend stellt er die wichtigsten Trainingsbausteine vor, erklärt, zu welchem Zweck diese im Rahmen des vorliegenden Trainings eingesetzt werden, und geht ggf. darauf ein, wie die Eltern ihre Kinder zu Hause in Bezug auf den jeweiligen Baustein unterstützen können. Die Trainingsblätter, die den Kindern zur Verfügung gestellt werden, dienen dabei als Illustrationsmaterial und werden an die Eltern ausgeteilt.

Folgende Kurselemente sollen hier zur Vorstellung gelangen:

- Vermittlung einer Kursübersicht
- Ernährungstagebücher
- Ernährungshaus
- Streichholzspiel
- Essregeln
- strukturierte Esstage
- Gefühle und Essen: Umgang mit Ärger

4. Diskussionsrunde: Wie kann ich mein Kind bei der Erreichung der Kursziele unterstützen?

Bei diesem Baustein werden die Eltern aktiv mit einbezogen. Im Anhang findet sich ein Merkblatt, welches den Eltern am Ende der Diskussion ausgeteilt werden soll. Es ist gleichzeitig als Checkliste für den Trainer gedacht, mithilfe derer er darauf achten kann, dass alle wichtigen Punkte genannt werden.

5. Beantwortung eventueller weiterer Fragen und Verabschiedung

Anhang
Elterntreffen

Trainingsziele

- Verhinderung einer weiteren Gewichtszunahme (unter Ausnutzung des Längenwachstums kann so eine relative Gewichtsabnahme erreicht werden), vielleicht sogar leichte Gewichtsabnahme,
- Reduktion des prozentualen Anteils der Fettmasse am Gesamtkörpergewicht und Erhöhung des Anteils der Muskelmasse,
- Aufbau günstigerer Ernährungsgewohnheiten (weniger Fett, mehr Kohlenhydrate),
- Aufbau eines besseren Eßstils (niedrigere Eßgeschwindigkeit, niedrigere Eßmenge),
- Steigerung der körperlichen Aktivität,
- Aufbau eines positiveren Körpergefühls,
- Steigerung des Selbstvertrauens, des Durchsetzungsvermögens und der sozialen Fertigkeiten,
- Verbesserung der Kommunikations- und Interaktionsmuster.

Ablauf der Trainingssitzungen

- Stimmungsbarometer (Wie geht´s?)
- Besprechung der Hausaufgaben
- Belohnung für die Erledigung der Hausaufgaben
- Bewegungsspiel
- Informationsbausteine, Diskussionsrunden und Übungen, aus denen sich die Hausaufgaben für die jeweils nächste Sitzung ableiten
- Bewegungsspiel
- Stimmungsbarometer und Rückmelderunde
- Verteilung von Mitarbeitspunkten

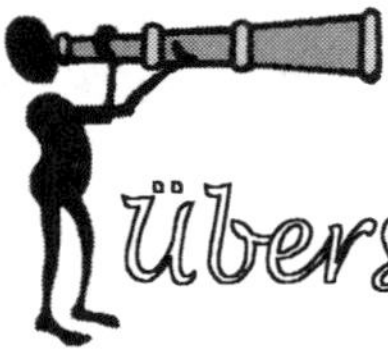

Übersicht über den Kursverlauf

Sitzung 1	Kennenlernen Was erwartet Euch? Was erwartet Ihr?
Sitzung 2	Welche Nahrungsmittel darf man ohne Bedenken essen, welche sind mit Vorsicht zu genießen? Wie sieht Eure Ernährung z.Z. aus? Was könnt Ihr tun, wenn Euch langweilig ist?
Sitzung 3	Wie sollte man essen? Welche Eßregeln kennt Ihr? Wie könnt Ihr es schaffen, Euer Eßverhalten zu verbessern?
Sitzung 4	Party gemeinsames Essen Woran erkennt Ihr, daß Ihr satt seid?
Sitzung 5	Wieviel Fett ist in verschiedenen Nahrungsmitteln enthalten? Wie könnt Ihr schlemmen, ohne ein schlechtes Gewissen zu haben? Wie könnt Ihr Euch besser durchsetzen?
Sitzung 6	Wieviel Zucker ist in verschiedenen Nahrungsmitteln enthalten? Wie könnt Ihr Euch gegen Hänseleien wehren? Welche Vorteile hat es, schwer zu sein?
Sitzung 7	In welchen Situationen neigt Ihr dazu, besonders viel zu essen? Was könnt Ihr stattdessen tun? Was mögt Ihr an Euch?
Sitzung 8	Wie hat Euch das Trainingsprogramm gefallen? Was hat sich verändert? Was könnt Ihr tun, wenn Ihr wieder in alte Gewohnheiten zurückfallt?
Abschluß Treffen	Gemeinsames Zubereiten und Essen von Speisen Verabschiedung

Uhrzeit	Wo hast Du gegessen/getrunken? Was hast Du währenddessen gemacht?	Hunger? Stimmung?	Was hast Du genau gegessen/getrunken? Wieviel davon?
vor 6			
6–8			
8–10			
10–12			
12–14			

Uhrzeit	Wo hast Du gegessen/getrunken? Was hast Du währenddessen gemacht?	Hunger? Stimmung?	Was hast Du genau gegessen/getrunken? Wieviel davon?
14–16			
16–18			
18–20			
20–22			
nach 22			

Ernährungshaus

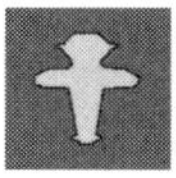

Obere Etage (rot = Stopp, nur selten und in Maßen):

1. Zuckerhaltige Süßigkeiten aller Art
2. Fetthaltige Süßigkeiten (Schokolade, Pralinen)
3. Fetthaltiges Gebäck aller Art (z.B. Berliner, Blätterteiggebäck, Kekse, Torten, fetthaltiger Kuchen)
4. Frittierte Lebensmittel aller Art (z.B. Kroketten, Pommes Frites, Chips, fetthaltiges Knabbergebäck)
5. Fettreiche Nahrungsmittel (z.B. Speck, Schwarzwälder Schinken)
6. Süße, fetthaltige Brotaufstriche (z.B. Nutella)
7. Zuckerhaltige Limonaden, Coca Cola, Fruchtsaftgetränke

Mittlere Etage (gelb = Achtung, nicht täglich essen):

1. Fetthaltige Milchprodukte (Käse, Creme Fraîche, Sahnefruchtjoghurt, Butter)
2. Margarine
3. Müsliriegel
4. Weißmehlprodukte (Brezeln, Brötchen, Weißbrot, Nudeln)
5. Süße Brotaufstriche (z.B. Honig, Marmelade)
6. Fleisch- / Wurstwaren
7. Eier
8. Ungemischte Säfte, Milch

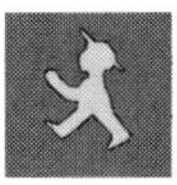

Unterste Etage (grün = Freie Fahrt, daran esse ich mich satt):

1. Obst jeder Art
2. Gemüse jeder Art
3. Vollkornprodukte (Vollkornbrot, -nudeln, -brötchen, Müsli)
4. Magermilchprodukte (ungesüßter Joghurt mit und ohne frische Früchte), Magerquark, Magerkäse
5. Fisch
6. Mineralwasser, Fruchtsaftschorlen

Süßigkeiten
"Streichhölzer"

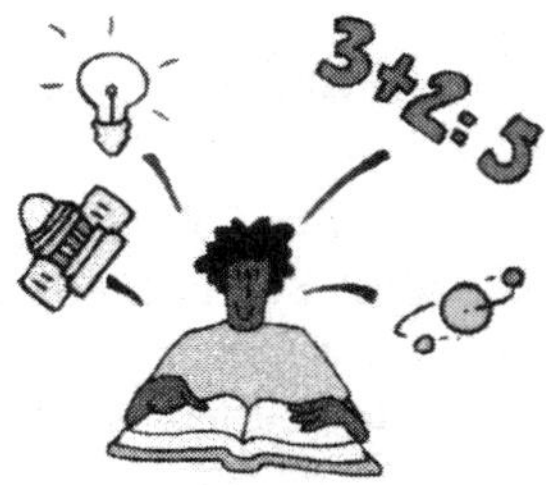

Süßigkeit	Menge	Energie in kcal ca.	Streichhölzer
Schokolade	1 Rippe (4 St.)	100 kcal	4
	1 Stück	25 kcal	1
Kinderschokolade	1 Stück (1 Riegel)	75 kcal	3
Karamelriegel Mini (z.B. Nuts, Mars, Bounty)	1 Stück (30g)	150 kcal	6
Negerkuß	20 g	90 kcal	4
Raider	30 g	140 kcal	6
Müsliriegel klein	25 g	115 kcal	5
Hanuta	22,5 g	120 kcal	5
Gummibärchen	10 St. (20 g)	70 kcal	3
Lila Pause	1 Riegel (37 g)	210 kcal	8
Smarties	10 Stück	50 kcal	2
Bonbon (im Durchschnitt)	1 Stück (5 g)	20 kcal	1
Eis			
Eiscreme	75 g	150 kcal	6
Capri	1 Stück	60 kcal	2
Cornetto Erdbeere	1 Stück	135 kcal	5
Cornetto Nuß	1 Stück	175 kcal	7
Mini Milk	1 Stück	35 kcal	1
Nogger	1 Stück	220 kcal	9
Magnum	1 Stück	295 kcal	12
Kuchen, Gebäck			
Krapfen	60 g	190 kcal	8
Amerikaner	100 g	220 kcal	9
Doppelkeks (Prinzenrolle)	25 g (1 Stück)	130 kcal	5
Butterkeks	5 g (1 Stück)	20 kcal	1
Erdnußflips	25 g	125 kcal	5
Sahnetorte	100 g (1 schmales Stück)	365 kcal	14

Eßregeln

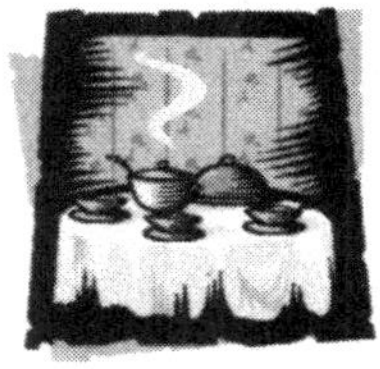

1. Versuche, pro Tag mindestens fünf kleine Mahlzeiten, d.h. drei kleine Hauptmahlzeiten und zwei Zwischenmahlzeiten, zu essen.

2. Versuche, zu Hause immer an einem festen Ort zu essen.

3. Versuche, neben dem Essen nichts anderes zu tun (z.B. fernsehen, lesen).

4. Lege Dir immer nur eine kleine Portion auf den Teller.

5. Bemühe Dich, gut zu kauen und langsam zu essen.

6. Frage dich vor jedem Nachschöpfen, ob Du noch hungrig bist.

7. Versuche, wenigstens einmal pro Tag mit der ganzen Familie zu essen.

8. Versuche, Langeweile, Ärger, Freude oder Trauer nicht mit Essen zu beantworten.

9. Bemühe Dich, nicht heimlich zu essen.

Formular zur Planung eines strukturierten Eßtages

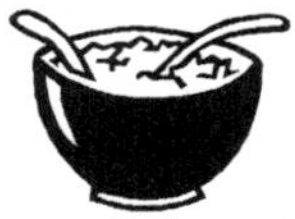

Mahlzeit	Was hast Du gegessen?	Obst	Salat oder Gemüse	Milch-produkt	Voll-korn
Frühstück		ja ❐ nein ❐	ja ❐ nein ❐	ja ❐ nein ❐	ja ❐ nein ❐
Vormittags		ja ❐ nein ❐	ja ❐ nein ❐	ja ❐ nein ❐	ja ❐ nein ❐
Mittagessen		ja ❐ nein ❐	ja ❐ nein ❐	ja ❐ nein ❐	ja ❐ nein ❐
Nachmittags		ja ❐ nein ❐	ja ❐ nein ❐	ja ❐ nein ❐	ja ❐ nein ❐
Abendbrot		ja ❐ nein ❐	ja ❐ nein ❐	ja ❐ nein ❐	ja ❐ nein ❐

Merkblatt: Umgang mit Ärger

- Schlucke Deinen Ärger nicht hinunter, sondern bringe ihn zum Ausdruck.
- Stelle direkten Blickkontakt her.
- Sprich mit fester Stimme.
- Versuche, höflich zu bleiben.
- Benutze das Wort „ich“, d.h. sprich von Dir und Deinen Gefühlen und sage, worüber Du Dich genau geärgert hast.
- Sage nicht „Du hast immer.... (so und so reagiert)“, sondern nenne direkte Beispiele.

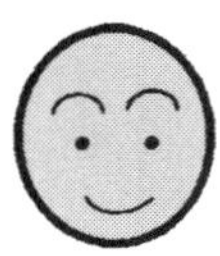

So kann ich mein Kind unterstützen

Ernährung:

- Keine Diäten, kein Kalorienzählen! Am besten ist eine gesunde, ausgewogene Ernährung.
- Es gibt auch keine verbotenen Nahrungsmittel! Ihr Kind darf alles essen, helfen Sie ihm jedoch, auf die unterschiedlichen Ampelbereiche zu achten.
- Achten Sie beim Kochen und Einkaufen darauf, dass immer genügend Nahrungsmittel aus dem grünen Ampelbereich zur Verfügung stehen.

Essverhalten:

- Unterstützen Sie Ihr Kind bei der Einhaltung der Essregeln (langsames Essen, auf Hunger- und Sättigungssignale achten, 5 Mahlzeiten pro Tag etc.).
- Versuchen auch Sie, die Essregeln einzuhalten, so sind Sie ein gutes Vorbild für Ihr Kind.
- Unterstützen Sie Ihr Kind bei der Einhaltung der strukturierten Esstage, indem Sie z.B. die auf den Formularen eingetragenen Gerichte zubereiten bzw. zubereiten helfen.

Sport:

- Ermutigen Sie Ihr Kind, sich noch mehr zu bewegen.
- Loben und unterstützen Sie das Aktivitätsverhalten Ihres Kindes.
- Hilfreich sind auch gemeinsame Freizeitunternehmungen mit der ganzen Familie.

Interfamiliäre Kommunikation:

- Ermutigen Sie Ihr Kind, seine Gefühle (auch die negativen) zu äußern.
- Die Figur ist nur eine von vielen Eigenschaft Ihres Kindes. Loben Sie die positiven Seiten und fördern Sie selbstsicheres Verhalten.

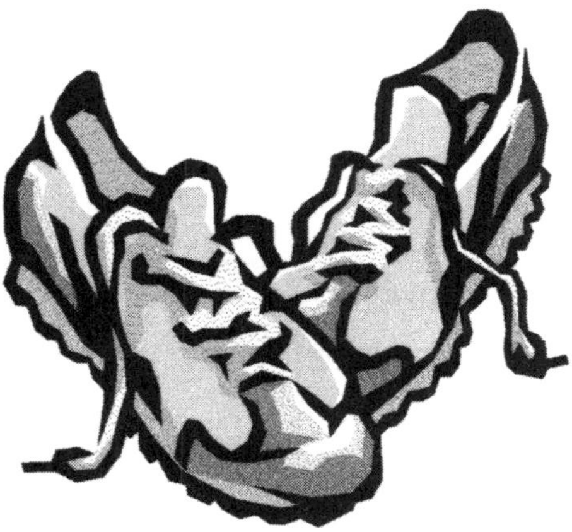

Sitzung 2: Ernährungshaus, derzeitiges Essverhalten, alternative Verhaltensweisen

Überblick

Ziele

- Stabilisierung der Bereitschaft zu vermehrter körperlicher Aktivität
- Vermittlung eines Überblicks über ernährungsphysiologisch wertvolle und ungünstige Nahrungsmittel
- Aufbau der Fähigkeit und Förderung der Bereitschaft, sich gesünder zu ernähren
- Erkennen von Langeweile als möglichen Auslöser der Nahrungsaufnahme
- Aufbau alternativer Verhaltensweisen
- Förderung der Fähigkeit, sich etwas Gutes zu tun, auch ohne zu essen
- Erfassung des derzeitigen Süßigkeitenkonsums

Ablauf der Sitzung

1. Stimmungsbarometer
2. Bewegungsspiel: Fangen nach Namen
3. Extrinsische Verstärkung für die Erledigung der Hausaufgaben
4. Plenum: Besprechung der Aktivitäts-Hausaufgabe
5. Plenum: Gemeinsames Betrachten der Selbstbildnisse
6. Informationsbaustein: Ernährungshaus
7. Stillarbeit: Selbstbeurteilung der Ernährungstagebücher
8. Diskussionsrunde: Anti-Langeweile-Box
9. Plenum: Einführung des Streichholzspiels
10. Bewegungsspiel: Namenhafte Luftballons
11. Hausaufgabe
    - Ernährungstagebuch führen (an einem beliebigen Tag in der Woche)
    - weiterhin 5mal pro Woche bewegen (und protokollieren)
    - Sammeln von Streichhölzern für gegessene Süßigkeiten (ohne Mengenbegrenzung)
    - bei Langeweile die Anti-Langeweile-Box einsetzen
12. Rückmelderunde: Was hat gefallen, was weniger?
13. Verteilung von Bonuspunkten für Mitarbeit während der Sitzung

Vorbereitung und Materialien

Trainingsmaterialien (Übersichtskalender zum Eintragen der zusätzlichen Bewegung, Ernährungsprotokollbogen, Ratespiel „Wer ist wer?", Informationsblatt „Ernährungshaus", Übersichtsblatt für das Streichholzspiel, Hausaufgaben-Blatt, Übersicht über die zur nächsten Sitzung mitzubringenden Materialien), Smileys, Aufkleber, Schlüsselanhänger, Stofftiere und Kinogutscheine als extrinsische Verstärkung für die Erledigung der Hausaufgaben, Flip-Chart, nummerierte Schildchen für das Ratespiel, Wappen der Teilnehmer, Ernährungshaus, Korb mit Lebensmittelattrappen, farbige Stempel (rot, gelb, grün), Anti-Langeweile-Boxen, kleine Faltzettel, Streichhölzer, Tüten zum Sammeln der Streichhölzer, Luftballons, Kassettenrekorder, Musikkassette.

Therapeutisches Vorgehen

1. Stimmungsbarometer

Jedes Kind erhält Gelegenheit zu sagen, wie es ihm im Moment gerade geht.

2. Bewegungsspiel: Fangen nach Namen

Die Kinder stellen sich in zwei Reihen gegenüber. Ein Kind (Kind A) beginnt, indem es den Namen eines anderen Kindes (Kind B) ruft, das in der Reihe gegenüber steht. Kind B muss dann versuchen, zur anderen Kinderreihe zu laufen, während Kind A versucht, es zu fangen. Erreicht Kind B die gegenüberliegende Kinderreihe, ohne gefangen zu werden, ist Kind A erneut an der Reihe. Lässt sich jedoch Kind B fangen, muss es nun, wie vorher Kind A, den Namen eines Kindes in der Reihe gegenüber rufen und versuchen, dieses Kind zu fangen, bevor es die andere Kinderreihe erreicht.

3. Extrinsische Verstärkung für die Erledigung der Hausaufgaben

Die Trainer lassen sich die Hausaufgaben (Ernährungstagebücher, Übersichtskalender und Selbstbildnisse) zeigen und kleben die für die Erledigung der Hausaufgaben vereinbarte Anzahl von Smileys in die Bonuspunkt-Listen der Kinder. Sie gehen mit jedem Kind die Ernährungstagebücher durch und zeigen ggf. auf, wie diese noch besser und exakter ausgefüllt werden können.

Anschließend besteht die Möglichkeit, die Bonuspunkte nach dem festgelegten Schlüssel gegen materielle Verstärker einzutauschen.

Die Kinder erhalten im Anschluss daran die für diese Sitzung benötigten Materialien, die sie in ihre Mappe legen sollen.

4. Plenum: Besprechung der Aktivitäts-Hausaufgabe

Ihr solltet euch in der letzten Woche 5mal zehn Minuten zusätzlich bewegen. Was habt Ihr genau gemacht?

Die Beiträge der Kinder werden am Flip-Chart gesammelt.

Anschließend wird in einer kurzen Diskussionsrunde besprochen, ob es den Kindern leicht oder schwer fiel, sich zusätzlich zu bewegen und die Zusatzbewegung zu protokollieren, welche Probleme ggf. aufgetreten sind und wie die genannten Probleme gelöst wurden, bzw. in Zukunft gelöst werden können. Die Trainer sollten darauf achten, dass jedes Kind zu Wort kommt.

Die zusätzliche Bewegung soll auch in der kommenden Woche als Hausaufgabe beibehalten werden. Ein entsprechender Übersichtskalender zum Protokollieren der Zusatzbewegung liegt den Trainingsmaterialien bei.

5. Plenum: Gemeinsames Betrachten der Selbstbildnisse

Mit dem folgenden Trainingsbaustein soll die Selbst- und Fremdwahrnehmung der Kinder gefördert werden.

Die Selbstbildnisse werden nebeneinander im Raum ausgelegt, auf jedes Bild wird ein Schildchen mit einer Nummer (von 1 bis 10) gestellt. Die Kinder sollen versuchen zu erraten, welches Bild von welchem Kind stammt. Dies geschieht in Form eines Ratespieles:

Zunächst sollen die Kinder auf dem Blatt „Ratespiel: Wer ist wer?“ (siehe Trainingsmaterialien) neben jeder Bildnummer eintragen, welcher Kursteilnehmer ihrer Meinung nach auf dem entsprechenden Bild dargestellt ist.

Anschließend wird bei jedem der Bilder diskutiert, wer es gemalt haben könnte und woran man erkennen kann, welches Kind auf dem jeweiligen Gemälde zu sehen ist.

Nun erfolgt die Auflösung. Für jeden richtigen Eintrag gibt es einen Punkt. Die Kinder sollen die erreichten Punkte zusammenzählen und auf dem Arbeitsblatt eintragen.

Die Selbstbildnisse werden mit den dazugehörigen Wappen im Raum aufgehängt.

6. Informationsbaustein: Ernährungshaus

Bei diesem Baustein geht es darum, Wissen darüber zu vermitteln, welche Nahrungsmittel ernährungsphysiologisch wertvoll und welche eher ungünstig sind.

Um die Kinder nicht zu überfordern, wird auf genaue Kalorienangaben und komplexe Einteilungssysteme, wie z. B. den Ernährungskreis der DGE, verzichtet und eine grobe Einteilung der Nahrungsmittel in drei Energiestufen vorgenommen, die durch die Farben einer Verkehrsampel gekennzeichnet sind.

Die Nahrungsmittel aus dem roten Ampelbereich haben eine hohe Energiedichte, sie liefern also sehr schnell sehr viel Energie und sollten daher nur selten gegessen werden.

Beispiele: Süßigkeiten, Torte, Nutella, Speck, Schwarzwälder Schinken, Leberwurst, Chips, Pommes, Majo, Cola, Limo.

Die Nahrungsmittel aus dem gelben Ampelbereich liefern mittelmäßig viel Energie und sollten daher ab und zu in Maßen ausgewählt werden.

Beispiele: Milch, Käse, Eier, Butter, Fleisch- und Wurstwaren, Nudeln, Weißbrot, Müsli, ungemischte Säfte.

Die Nahrungsmittel aus dem grünen Ampelbereich enthalten wenig Energie, dafür aber viel Vitamine und Ballaststoffe. Lebensmittel aus diesem Bereich dürfen unbedenklich und in beliebigen Mengen verzehrt werden.

Beispiele: Gemüse, Obst, Kartoffeln, Vollkornbrot, gedünsteter Fisch, Naturjoghurt, Magerquark, Früchte- und Kräutertee, Mineralwasser, Fruchtsaftschorlen.

Das Ernährungshaus hat drei Stockwerke, wobei die Farben wie bei einer Ampel angeordnet sind. Die Trainer stellen einen Korb mit Lebensmittelattrappen (es können auch richtige Lebensmittel verwendet werden) neben das Haus. Jeweils ein Kind sucht sich eine Attrappe aus und soll raten, welches Nahrungsmittel durch diese dargestellt wird. Anschließend wird darüber diskutiert, in welches Stockwerk das jeweilige Nahrungsmittel einzuordnen ist.

Eine Zusammenfassung über die drei Ampelbereiche und eine Einteilung verschiedener Nahrungsmittel in die Etagen des Ernährungshauses findet sich unter den Trainingsmaterialien für diese Sitzung.

Der Trainingsbaustein kann folgendermaßen eingeleitet werden:

Bestimmt habt Ihr schon einmal davon gehört, dass bestimmte Nahrungsmittel besonders dick machen. Wem von euch fallen Beispiele dazu ein?
Was ist Eurer Meinung nach der Grund dafür, dass dieses Nahrungsmittel besonders dick macht?

Die Trainer sammeln die Beispiele und die genannten Gründe dafür, dass die entsprechenden Lebensmittel „Dickmacher" sind am Flip-Chart.

Es kann passieren, dass Nahrungsmittel aufgezählt werden, die eher dem gelben oder grünen Ampelbereich zugehören, oder dass Begründungen genannt werden, die nicht zutreffend sind. Die Trainer sollten in diesen Fällen fragen, ob die anderen Kinder derselben Meinung sind und eine kurze Diskussionsrunde einleiten, im Rahmen derer sie bei Bedarf auch Informationen vermitteln können, wie z. B.:

Es gibt Nahrungsmittel, die als sog. „Dickmacher" bekannt sind, wie z. B. Kartoffeln oder Nudeln. Das ist nicht ganz zutreffend. Nudeln und Kartoffeln selber könnt Ihr ohne Bedenken essen. Was dick macht ist die Art und Weise der Zubereitung. So machen Pommes und Bratkartoffeln wegen des vielen Fetts, mit dem sie frittiert bzw. gebraten werden, dick, nicht wegen der Kartoffeln selber. Reine Nudeln könnt Ihr auch ruhig essen, Ihr müsst nur mit der Soße vorsichtig sein, besonders, wenn sie viel Käse oder Sahne enthält.
Ihr wisst sicher alle, was Kalorien sind. Manche Nahrungsmittel haben viele, andere weniger Kalorien. Allerdings ist es schwierig und mühsam, sich genaue Kalorienzahlen zu merken, außerdem gibt es unterschiedliche Arten von Kalorien: Wertvolle Kalorien sind z. B. in Obst, Vollkornbrot oder Kartoffeln, wertlose Kalorien finden sich z. B. in Süßigkeiten. Bei der Verwertung

von Obst oder Kartoffeln verbraucht der Körper auch wieder Kalorien, außerdem erhält er Vitamine und andere wichtige Stoffe. Bei der Verwertung von Süßigkeiten verbraucht er dagegen kaum Kalorien. Die Kalorienzahl alleine ist also nicht so entscheidend, es kommt mehr darauf an, dass Ihr viel wertvolle Nahrungsmittel esst.

Im Anschluss daran erläutern die Trainer die Einteilung der Nahrungsmittel in die drei Ampelbereiche.

Ihr habt sicher schon gemerkt, dass es sehr wichtig ist, was Ihr esst. Da Kalorienzählen umständlich und kompliziert ist und es außerdem unterschiedliche Arten von Kalorien, nämlich wertvolle und wertlose Kalorien gibt, habe ich eine andere Idee, wie Ihr euch merken könnt, welche Nahrungsmittel günstig und welche weniger günstig für euch sind.
Wir werden die Lebensmittel in drei Bereiche einteilen, denen die Farben einer Verkehrsampel zugeordnet sind.
Die Nahrungsmittel, die dem roten Bereich zugeordnet sind, liefern dem Körper sehr schnell sehr viel Energie, Ihr solltet nur selten davon essen.
Die Nahrungsmittel, die dem gelben Ampelbereich angehören, liefern mittelmäßig viel Energie, Ihr könnt ab und zu in Maßen davon essen.
An den Nahrungsmitteln im grünen Ampelbereich könnt Ihr euch jeder Zeit unbedenklich sattessen.
Ich habe ein kleines Haus, das sog. Ernährungshaus mitgebracht. Es hat drei Stockwerke, die wie die Farben einer Ampel angeordnet sind. Das obere Stockwerk ist rot, hier werden die Nahrungsmittel des roten Ampelbereichs eingeordnet. In das mittlere Stockwerk kommen die Nahrungsmittel des gelben Ampelbereichs. Das untere Stockwerk hat die Farbe grün, hier könnt Ihr die Nahrungsmittel des grünen Ampelbereichs einordnen.

Anschließend stellen die Trainer den Korb mit den Lebensmittelattrappen neben das Ernährungshaus. Das weitere Vorgehen wurde bereits weiter oben beschrieben.

Sind alle Nahrungsmittel eingeordnet, sollen die Kinder das Informationsblatt „Das Ernährungshaus“ in ihren Mappen aufschlagen, das im folgenden kurz besprochen wird.

Schlagt jetzt bitte Eure Mappen auf. Dort findet Ihr ein Blatt mit der Überschrift: „Das Ernährungshaus“. Hier sind die drei Ampelbereiche und die dazugehörigen Lebensmittel noch mal zusammengefasst. Auf diesem Blatt könnt Ihr immer nachschauen, wenn Ihr nicht wisst, zu welchem Ampelbereich ein Nahrungsmittel gehört.

7. Stillarbeit: Selbstbeurteilung der Ernährungstagebücher

Dieser Baustein dient dazu, das Gelernte anzuwenden und das eigene Essverhalten kritisch zu reflektieren. Die Kinder sollen die Ernährungsprotokolle, die sie in der vergangenen Woche geführt haben, beurteilen. Sie erhalten dazu drei Stempel mit den Farben rot, gelb und grün, mit denen sie die Nahrungsmittel, die sie in den letzten sieben Tagen gegessen haben, gemäß den entsprechenden Ampelbereichen kennzeichnen sollen. Die Trainer gehen währenddessen von Kind zu Kind und besprechen die Protokolle.

8. Diskussionsrunde: Anti-Langeweile-Box

Durch diesen Baustein soll vermittelt werden, dass Essverhalten manchmal durch Langeweile ausgelöst werden kann.

Die Nahrungsaufnahme hat kurzfristig positive Konsequenzen: Die Langeweile verschwindet für die Zeit des Essens und es stellt sich ein wohliges Gefühl ein. Langeweile kann so im Laufe der Zeit zu einem Hinweisreiz für die Aufnahme größerer Mengen von Nahrung werden, insbesondere dann, wenn alternative Verhaltensweisen nicht zur Verfügung stehen.

Längerfristig kann die Langeweile jedoch durch Essen nicht beseitigt werden, da nicht unbegrenzt Nahrung aufgenommen werden kann; außerdem stellt sich mit der Zeit ein Völlegefühl ein, das u.U. noch von einem schlechten Gewissen begleitet ist. Das resultierende schlechte Gefühl ist bei manchen Menschen wiederum Auslöser für Essverhalten, sodass ein Teufelskreis entsteht.

Mit Hilfe des folgenden Trainingsbausteins sollen die Kinder lernen, durch Selbstverbalisation die Handlungskette zu unterbrechen und alternative Verhaltensweisen, die in einer Diskussionsrunde erarbeitet werden, zu erproben.

Der Baustein beginnt mit einer kurzen Runde; jedes Kind soll sagen, wann ihm zum letzten Mal langweilig war. Anschließend wird darüber gesprochen, ob, bzw. wie häufig die Kinder in solchen Situationen etwas gegessen haben. Dabei können die Trainer nachfragen, ob sie hungrig waren, wie sie sich beim, bzw. nach dem Essen gefühlt haben (positive und negative Emotionen) und ob alternative Verhaltensweisen ausprobiert worden sind.

Die Kinder sollen erkennen, dass Langeweile häufig dazu führt, dass sie essen, ohne dass sie wirklich Hunger haben.

Anschließend werden alternative Verhaltensweisen gesammelt. Dies können die Trainer z.B. folgendermaßen einleiten:

> *Wir alle haben manchmal Langeweile. So ziemlich jeder von euch hat schon mal aus Langeweile gegessen, obwohl er gar keinen Hunger hatte. Das kann auch eine Zeit lang funktionieren. Wenn wir essen, sind wir beschäftigt, außerdem schmeckt es lecker. Aber irgendwann sind wir satt, manchmal sogar zu satt, müssen aufhören zu essen, haben vielleicht ein schlechtes Gewissen, und die Langeweile ist immer noch da. Essen ist hier also keine gute Lösung. Wer von euch hat andere Ideen, was Ihr bei Langeweile tun könnt? Was macht euch Spaß, das nicht mit Essen zu tun hat?*

Die Vorschläge der Kinder werden am Flip-Chart gesammelt. Die Trainer verteilen kleine Zettel und Pappboxen, sog. Anti-Langeweile-Boxen. Oben auf den Boxen ist ein Stoppschild aufgeklebt mit der Aufschrift: „Stopp, ich werde jetzt nichts essen, da ich nicht hungrig bin“. Jedes Kind soll aus den gesammelten

Vorschlägen diejenigen Tätigkeiten, die ihm Spaß machen, auf die Zettel schreiben, die Zettel falten und in die Anti-Langeweile-Box legen. Immer dann, wenn die Kinder aus Langeweile essen wollen, sollen sie sich mittels geeigneter Selbstverbalisation stoppen, stattdessen einen Zettel aus der Box ziehen und die betreffende Tätigkeit ausführen. Anschließend soll der Zettel wieder zurück in die Box gelegt werden.

Wir haben jetzt einige Beschäftigungsmöglichkeiten gesammelt. Überlegt euch bitte einen Moment lang, welche dieser Tätigkeiten euch Spaß machen. Die schreibt Ihr dann auf die kleinen Zettel, die ich gerade verteilt habe, auf jeden Zettel eine Tätigkeit. Faltet dann die Zettel und legt sie in das Pappkästchen.
Dieses Pappkästchen ist ab jetzt Eure Anti-Langeweile-Box. Immer wenn euch langweilig ist und Ihr darüber nachdenkt, etwas zu essen, obwohl Ihr gerade keinen Hunger habt, nehmt Ihr die Box und lest den Text auf dem Stoppschild. Dann zieht Ihr einen Zettel und macht, was darauf geschrieben steht. Anschließend legt Ihr den Zettel zurück in die Anti-Langeweile-Box.
Ein Teil Eurer Hausaufgabe wird darin bestehen, dies in der nächsten Woche auszuprobieren.

9. Plenum: Einführung des Streichholzspiels

Bei diesem Baustein geht es darum, den Süßigkeitenkonsum der Kinder zu erfassen.

Ich werde euch jetzt ein Spiel erklären, das sog. Streichholzspiel. Das funktioniert so, dass Ihr als Hausaufgabe in der nächsten Woche für die Süßigkeiten, die Ihr gegessen habt, Streichhölzer sammelt. Ich teile jetzt an jeden von euch eine Packung Streichhölzer und eine Tüte aus, in der Ihr die benötigten Streichhölzer sammeln könnt. In Eurer Trainingsmappe findet Ihr eine Liste, auf der Ihr erkennen könnt, wie vielen Streichhölzern bestimmte Süßigkeiten entsprechen. Wenn Ihr z.B. ein Stück Schokolade gegessen habt, legt Ihr ein Streichholz in die Tüte. Esst Ihr Süßigkeiten, die nicht auf der Liste stehen, schätzt Ihr die Streichholzmenge einfach ungefähr ab. Vielleicht hilft es euch, wenn Ihr euch überlegt, wie vielen Stücken Schokolade diese Süßigkeit entspricht.
Versucht nicht, in der nächsten Woche besonders wenig Süßigkeiten zu essen. Es kommt nicht darauf an, möglichst wenig Streichhölzer zu sammeln, sondern darauf, festzustellen, wie viele Süßigkeiten Ihr in dieser Woche esst.
Habt Ihr noch Fragen?

10. Bewegungsspiel: Namenhafte Luftballons

Jedes Kind bläst einen Luftballon auf, knotet ihn zu und schreibt seinen Namen darauf. Die Kinder bewegen sich zu Musik mit ihren eigenen Ballons beliebig im

Raum, die Ballons dürfen nicht auf den Boden fallen. Nach einigen Minuten stoppt die Musik; jedes Kind hat noch seinen eigenen Ballon.

Nun wird das Spiel etwas schwieriger: Die Musik setzt wieder ein, doch jetzt spielt jedes Kind mit jedem Ballon. Wieder darf kein Ballon auf den Boden fallen. Dabei ist jedes Kind für jeden Ballon verantwortlich. Wenn die Musik stoppt, hält jedes Kind den Ballon fest, mit dem es gerade gespielt hat, und gibt ihn an das Kind weiter, dessen Name auf dem Ballon steht.

11. Hausaufgabe

- Ernährungstagebuch führen (an einem beliebigen Tag in der Woche)
  Das entsprechende Formular liegt den Materialien für diese Sitzung, die zu Beginn ausgeteilt worden sind, bei.
- weiterhin 5mal pro Woche bewegen
  Die Übersichtskalender zum Protokollieren der zusätzlichen Bewegung finden sich unter den ausgeteilten Materialien.
- Sammeln von Streichhölzern für gegessene Süßigkeiten (ohne Mengenbegrenzung)
- bei Langeweile die Anti-Langeweile-Box einsetzen

Die Trainer gehen mit den Kindern das Hausaufgabenblatt sowie die Übersicht über die zur nächsten Sitzung mitzubringenden Materialien (siehe Anhang Sitzung 2) durch.

12. Rückmelderunde

In einer kurzen Abschlussrunde soll jedes Kind sagen, was ihm an dieser Stunde gut bzw. weniger gut gefallen hat.

13. Verteilung von Bonuspunkten für Mitarbeit während der Sitzung

Mögliche Schwierigkeiten

Die Kinder behaupten, alles, was gut schmecke, mache auch dick. Bei der Einteilung der Nahrungsmittel in die drei Etagen des Ernährungshauses stellt sich u.U. bei den Teilnehmern eine Unzufriedenheit darüber ein, dass „alles, was gut schmeckt, auch dick macht (dem roten Bereicht zugeordnet ist)". In der Tat bedeutet eine bewusste und gesunde Ernährung für Kinder, die es gewohnt sind, vorwiegend von Fast-Food und Süßigkeiten zu essen, eine große Umstellung. Die Trainer sollten sehr deutlich machen, warum es von Vorteil ist, sich gesund zu ernähren und dass die Nahrungsmittel aus dem roten Bereich fortan nicht verboten sind. Sie sind zum Genießen da, während die Lebensmittel aus dem grünen Bereich zum Sattessen gedacht sind. Hilfreich ist in diesem Zusammenhang auch der Hinweis auf das breite Nahrungsmittelangebot im grünen Ampelbereich, durch das gewährleistet ist, dass bei näherer Betrachtung jeder Teilnehmer einige gesunde Speisen nennen kann, die er gerne isst.

Die Hausaufgaben wurden unvollständig oder gar nicht erledigt. Wurden die Hausaufgaben von einigen Kindern unvollständig oder gar nicht erledigt, sollten die Trainer genau nach den Gründen fragen. Manchmal liegt eine Unzufriedenheit mit den Therapiezielen oder ein Missverständnis darüber vor, wie diese zu erreichen sind. Es sollte in diesem Fall unbedingt noch einmal transparent gemacht werden, warum die gesteckten Ziele sinnvoll sind und welche Funktion den Hausaufgaben bei deren Erreichung zukommt. Außerdem sollten die Trainer mit den Kindern zusammen erarbeiten, was die vollständige Erledigung der Hausaufgaben in Zukunft erleichtern würde.

Anhang Sitzung 2

Inhalt der Trainingsmappen
Sitzung 2

- Übersichtskalender zum Eintragen der fünf mal zehn Minuten zusätzlicher Bewegung
- Ernährungstagebuch
- Blatt für das Ratespiel „Wer ist wer?"
- Das „Ernährungshaus"
- Übersichtsblatt für das Streichholzspiel
- Hausaufgabenblatt
- Übersicht über die zur nächsten Sitzung mitzubringenden Materialien

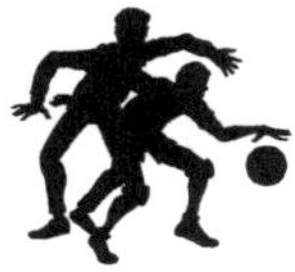

Übersichtskalender zum Eintragen der fünf mal zehn Minuten zusätzlicher Bewegung

Wochentag	zusätzliche Bewegung	Was hast Du genau gemacht?
Montag	ja/nein	
Dienstag	ja/nein	
Mittwoch	ja/nein	
Donnerstag	ja/nein	
Freitag	ja/nein	
Samstag	ja/nein	
Sonntag	ja/nein	

Uhrzeit	Wo hast Du gegessen/getrunken? Was hast Du währenddessen gemacht?	Hunger? Stimmung?	Was hast Du genau gegessen/getrunken? Wieviel davon?
vor 6			
6–8			
8–10			
10–12			
12–14			

Uhrzeit	Wo hast Du gegessen/getrunken? Was hast Du währenddessen gemacht?	Hunger? Stimmung?	Was hast Du genau gegessen/getrunken? Wieviel davon?
14–16			
16–18			
18–20			
20–22			
nach 22			

Wer ist wer ?

Bild-Nummer	Name	Punkte
1		1 ❑ 0 ❑
2		1 ❑ 0 ❑
3		1 ❑ 0 ❑
4		1 ❑ 0 ❑
5		1 ❑ 0 ❑
6		1 ❑ 0 ❑
7		1 ❑ 0 ❑
8		1 ❑ 0 ❑
9		1 ❑ 0 ❑
10		1 ❑ 0 ❑

Punkte gesamt:

Ernährungshaus

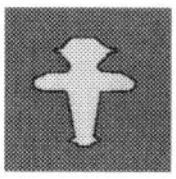

Obere Etage (rot = Stopp, nur selten und in Maßen):

1. Zuckerhaltige Süßigkeiten aller Art
2. Fetthaltige Süßigkeiten (Schokolade, Pralinen)
3. Fetthaltiges Gebäck aller Art (z.B. Berliner, Blätterteiggebäck, Kekse, Torten, fetthaltiger Kuchen)
4. Frittierte Lebensmittel aller Art (z.B. Kroketten, Pommes Frites, Chips, fetthaltiges Knabbergebäck)
5. Fettreiche Nahrungsmittel (z.B. Speck, Schwarzwälder Schinken)
6. Süße, fetthaltige Brotaufstriche (z.B. Nutella)
7. Zuckerhaltige Limonaden, Coca Cola, Fruchtsaftgetränke

Mittlere Etage (gelb = Achtung, nicht täglich essen):

1. Fetthaltige Milchprodukte (Käse, Creme Fraîche, Sahnefruchtjoghurt, Butter)
2. Margarine
3. Müsliriegel
4. Weißmehlprodukte (Brezeln, Brötchen, Weißbrot, Nudeln)
5. Süße Brotaufstriche (z.B. Honig, Marmelade)
6. Fleisch- / Wurstwaren
7. Eier
8. Ungemischte Säfte, Milch

Unterste Etage (grün = Freie Fahrt, daran esse ich mich satt):

1. Obst jeder Art
2. Gemüse jeder Art
3. Vollkornprodukte (Vollkornbrot, -nudeln, -brötchen, Müsli)
4. Magermilchprodukte (ungesüßter Joghurt mit und ohne frische Früchte), Magerquark, Magerkäse
5. Fisch
6. Mineralwasser, Fruchtsaftschorlen

Süßigkeiten „Streichhölzer"

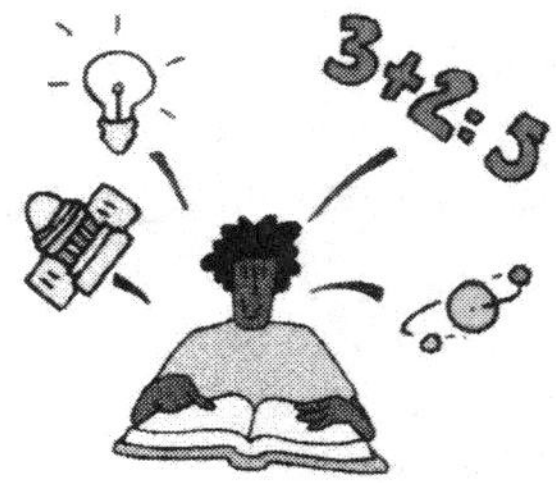

Süßigkeit	Menge	Energie in kcal ca.	Streichhölzer
Schokolade	1 Rippe (4 St.)	100 kcal	4
	1 Stück	25 kcal	1
Kinderschokolade	1 Stück (1 Riegel)	75 kcal	3
Karamelriegel Mini (z.B. Nuts, Mars, Bounty)	1 Stück (30g)	150 kcal	6
Negerkuß	20 g	90 kcal	4
Raider	30 g	140 kcal	6
Müsliriegel klein	25 g	115 kcal	5
Hanuta	22,5 g	120 kcal	5
Gummibärchen	10 St. (20 g)	70 kcal	3
Lila Pause	1 Riegel (37 g)	210 kcal	8
Smarties	10 Stück	50 kcal	2
Bonbon (im Durchschnitt)	1 Stück (5 g)	20 kcal	1
Eis			
Eiscreme	75 g	150 kcal	6
Capri	1 Stück	60 kcal	2
Cornetto Erdbeere	1 Stück	135 kcal	5
Cornetto Nuß	1 Stück	175 kcal	7
Mini Milk	1 Stück	35 kcal	1
Nogger	1 Stück	220 kcal	9
Magnum	1 Stück	295 kcal	12
Kuchen, Gebäck			
Krapfen	60 g	190 kcal	8
Amerikaner	100 g	220 kcal	9
Doppelkeks (Prinzenrolle)	25 g (1 Stück)	130 kcal	5
Butterkeks	5 g (1 Stück)	20 kcal	1
Erdnußflips	25 g	125 kcal	5
Sahnetorte	100 g (1 schmales Stück)	365 kcal	14

Das sind Deine Hausaufgaben zur nächsten Sitzung

- fülle das Ernährungstagebuch aus (an einem beliebigen Tag in dieser Woche)

- bewege Dich weiterhin fünf Mal zusätzlich für zehn Minuten und trage die zusätzliche Bewegung in den Übersichtskalender ein

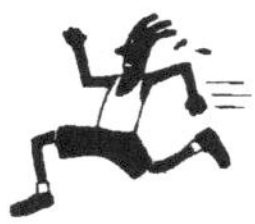

- sammle Streichhölzer für gegessene Süßigkeiten

- wenn Du Dich langweilst, dann zieh einen Zettel aus der Anti-Langeweile-Box

Das sollst Du zur nächsten Sitzung mitbringen:

- Deine Mappe mit den Trainingsmaterialien

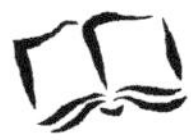

- Deine Bonuspunktliste

- Das ausgefüllte Ernährungstagebuch

- Die Tüte mit den Streichhölzern

- Die ausgefüllten Kalender für die Zusatzbewegung

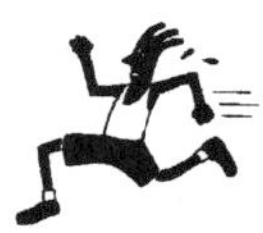

Sitzung 3: Essregeln

Überblick

Ziele

- Anwendung des bisherigen Ernährungswissens durch Auswertung der Ernährungsprotokolle
- Vermittlung der wichtigsten Essregeln und Förderung der Bereitschaft, diese auch anzuwenden
- Förderung der Bereitschaft zu vollwertiger Ernährung und zur täglichen Einnahme von fünf Mahlzeiten
- Förderung der Bereitschaft, sich selbst Beschränkungen aufzuerlegen und diese auch einzuhalten
- Förderung der Kompetenz, eigene Vorstellungen zu entwickeln, äußern und durchzusetzen, bzw. ggf. Kompromisse einzugehen

Ablauf der Sitzung

1. Stimmungsbarometer
2. Extrinsische Verstärkung für Erledigung der Hausaufgabe
3. Bewegungsspiel: gemeinsame Gymnastik
4. Stillarbeit: Selbstbeurteilung der Ernährungstagebücher
5. Plenum: Hausaufgabenbesprechung „Anti-Langeweile-Box"
6. Informationsbaustein: Essregeln
7. Informationsbaustein: Strukturierte Esstage
8. Besprechung und Erweiterung des Streichholzspiels
9. Plenum: Planung der Party
10. Bewegungsspiel: Zublinzeln
11. Hausaufgabe
    - weiterhin 5mal pro Woche bewegen (und protokollieren)
    - einen strukturierten Esstag planen
    - Streichholzspiel
    - Blatt mit den Ernährungsregeln an dem Platz aufhängen, an dem am häufigsten gegessen wird
    - versuchen, die Ernährungsregeln einzuhalten, Punkte unter die eingehaltenen Regeln kleben
    - Materialien für die Party mitbringen

12. Rückmelderunde
13. Verteilung von Bonuspunkten für Mitarbeit während der Sitzung

Vorbereitung und Materialien

Trainingsmaterialien (Übersichtskalender zum Eintragen der zusätzlichen Bewegung, 2 Merkblätter „Essregeln", Merkblatt „Regeln für die strukturierten Esstage", Formular zur Planung eines strukturierten Esstags, Beispiel für einen strukturierten Esstag, Hausaufgaben-Blatt, Übersicht über die zur nächsten Sitzung mitzubringenden Materialien), Smileys, Aufkleber, Schlüsselanhänger, Stofftiere und Kinogutscheine als extrinsische Verstärkung für die Erledigung der Hausaufgaben, Flip-Chart, farbige Stempel (rot, gelb, grün), Klebepunkte, Streichhölzer, Tüten zum Sammeln der Streichhölzer, leere Streichholzschachteln.

Therapeutisches Vorgehen

1. Stimmungsbarometer

2. Extrinsische Verstärkung für Erledigung der Hausaufgabe

Die Trainer lassen sich das ausgefüllte Ernährungsprotokoll, die Übersichtskalender zum Eintragen der zusätzlichen Bewegung und die Tüten mit den gesammelten Streichhölzern zeigen, gehen die Blätter mit den einzelnen Kindern kurz durch und kleben die vereinbarte Anzahl von Smileys in die Bonuspunktlisten der Kinder. Im Anschluss daran dürfen die Kinder Smileys gegen materielle Verstärker eintauschen.

Die Trainer teilen die Trainingsmaterialien für diese Sitzung aus, die die Kinder in ihre Trainingsmappen legen sollen.

3. Bewegungsspiel: gemeinsame Gymnastik

Die Kinder stellen sich im Kreis auf. Der Reihe nach darf jedes Kind eine Gymnastikübung vormachen, die die anderen nachmachen sollen.

4. Stillarbeit: Selbstbeurteilung der Ernährungstagebücher

Dieser Baustein dient dazu, das in der letzten Sitzung erworbene Ernährungswissen zu wiederholen und anzuwenden. Außerdem soll den Kinder das eigene Ernährungsverhalten bewusster werden.

Wie in der letzten Sitzung sollen die Teilnehmer im Ernährungstagebuch mit den farbigen Stempeln kennzeichnen, welchem Ampelbereich die Nahrungsmittel, die sie gegessen haben, zugehören. Die Trainer gehen währenddessen herum und besprechen das Ernährungstagebuch mit den Kindern.

5. Plenum: Hausaufgabenbesprechung „Anti-Langeweile-Box"

Die Kinder sollen im Rahmen einer kurzen Runde berichten, ob sie die „Anti-Langeweile-Box" verwendet haben, welche Erfahrungen sie damit gemacht haben und welche Probleme sich möglicherweise ergeben haben. Sollten Schwierigkeiten aufgetreten sein, werden gemeinsam Lösungsmöglichkeiten gesammelt.

Eventuell genannte Probleme und Lösungsvorschläge werden auf dem Flip-Chart festgehalten.

6. Informationsbaustein: Essregeln

In der letzten Sitzung ging es v.a. darum, welche Nahrungsmittel günstig, welche eher ungünstig sind und wie viel Ihr aus den drei Bereichen des Ernährungshauses essen solltet, wenn Ihr euch gesund und sinnvoll ernähren möchtet. Ihr habt also gelernt, was und wie viel man günstigerweise essen sollte.
Heute geht es darum, wie Ihr esst. Sicher kennt Ihr schon einige Essregeln, wie z.B. langsam essen. Wem von euch fallen weitere Regeln ein?

Die von den Kindern genannten Regeln werden am Flip-Chart gesammelt und ggf. von den Trainern ergänzt.

Anschließend gehen die Trainer mit den Kindern das Blatt „Essregeln", auf dem die wichtigsten Regeln zusammengefasst sind, durch. Die Kinder sollen in einer kurzen Runde überlegen, warum die einzelnen Regeln nützlich sind. Auf diese Weise soll die Motivation gefördert werden, diese in Zukunft einzuhalten. Dabei können die Trainer fragen, welche Kinder die jeweilige Regel bereits befolgen.

Das Blatt „Essregeln" liegt den Trainingsmaterialien in zweifacher Ausführung bei. Das erste Blatt sollen die Kinder zu Hause an dem Platz, wo sie am häufigsten essen, gut sichtbar aufhängen. Als Hausaufgabe sollen die Kinder versuchen, die Essregeln einzuhalten. Auf dem zweiten Exemplar sollen die Kinder jeden Abend einen Klebepunkt unter die Regeln, die sie an diesem Tag befolgt haben, aufkleben.

7. Informationsbaustein: Strukturierte Esstage

Durch diesen Baustein sollen die Kinder erleben, dass sie in der Lage sind, sich gesund zu ernähren, d.h. das Gefühl der Selbstwirksamkeit wird verstärkt und die Selbstkontrolle der Nahrungsaufnahme sowie des Körpergewichts erhöht.

Die Durchführung strukturierter Esstage gewährleistet eine sinnvolle Verteilung der Nahrungsaufnahme über den Tag und den Verzehr bestimmter, ernährungsphysiologisch günstiger Nahrungsmittel; durch die vorgegeben Regeln wird es für die Kinder leichter, das bisher erworbene Ernährungswissen umzusetzen.

Da die Kinder ihre strukturierten Esstage selber planen können, haben sie die Möglichkeit, neben der Befolgung der aufgestellten Regeln auch ihre eigenen Bedürfnisse und Vorlieben zu berücksichtigen. Rigide Ernährungsvorschriften sollen so vermieden werden zugunsten flexibler Ernährungsrichtlinien, die den Bedürfnissen der Kinder angepasst werden können.

Die Regeln für die strukturierten Esstage sowie ein Formular für deren Planung sind den zu Beginn der Sitzung ausgeteilten Trainingsmaterialien beigefügt (siehe Anhang Sitzung 3).

Ihr habt jetzt schon viel über Ernährung gelernt. Ihr wisst, welche Nahrungsmittel gesund sind, und Ihr habt in dieser Sitzung erfahren, welche Essregeln es gibt, also wie man essen sollte.
Einige von euch haben sich schon an ein paar Essregeln gehalten und auch schon öfter Nahrungsmittel aus dem grünen Bereich gegessen. Das ist ganz prima, doch wenn Ihr Eure Ernährungsgewohnheiten verbessern möchtet, ist es nötig, möglichst viel von dem, was Ihr hier gelernt habt, zu beachten, d.h. Ihr müsstet euch ein bisschen umstellen.
Ich habe mir etwas überlegt, das euch dabei helfen könnte: so genannte strukturierte Esstage. Diese Tage sehen so aus, dass Ihr euch an bestimmte Regeln haltet, ansonsten aber selber entscheiden könnt, wie Ihr euch ernähren wollt. Schlagt bitte das Blatt „Regeln für die strukturierten Esstage“ auf. Dort ist beschrieben, wie ein strukturierter Esstag aussieht.
Ihr sollt am besten fünf kleine Mahlzeiten essen, die drei Hauptmahlzeiten Frühstück, Mittagessen und Abendbrot und zwei Zwischenmahlzeiten, eine am Vormittag, eine am Nachmittag. Versucht, die Mahlzeiten möglichst gleichmäßig über den Tag zu verteilen.
Außerdem sollt Ihr darauf achten, dass Ihr an strukturierten Esstagen bestimmte Lebensmittel auf jeden Fall esst. Wer möchte vorlesen, welche Lebensmittel das sind?
Als Hausaufgabe möchte ich euch bitten, einen strukturierten Esstag zu planen (aber noch nicht durchzuführen). In Euren Trainingsmappen findet Ihr ein Blatt mit der Überschrift „Formular zur Planung eines strukturierten Esstages“. Dort tragt bitte ein, wie Ihr den strukturierten Esstag gestalten wollt. Ein Beispiel findet Ihr ebenfalls in Euren Trainingsmappen.

Die Kursleiter sprechen das Beispiel mit den Kindern durch. Sie sollen sagen, warum dort die Regeln für strukturierte Esstage erfüllt sind.

8. Besprechung und Erweiterung des Streichholzspiels

In einer kurzen Runde sollen die Kinder berichten, welche Erfahrungen sie in der vergangenen Woche mit dem Streichholzspiel gemacht haben. Folgende Fragen sind hierbei v. a. von Interesse:
- Fiel es leicht oder schwer, Streichhölzer für gegessene Süßigkeiten zurückzulegen?

- Gab es Probleme, wenn ja, welche?
- Wie sind die Kinder mit der Süßigkeitenliste, mithilfe derer die Anzahl der zu sammelnden Streichhölzer ermittelt werden sollte, zurechtgekommen?
- Waren die Kinder überrascht, wie viele (oder auch wie wenig) Streichhölzer zusammengekommen sind?

Auch in der kommenden Woche sollen die Kinder Streichhölzer für gegessene Süßigkeiten sammeln. Jedes Kind weiß nun, wie viel Süßigkeiten es in etwa pro Woche isst. Es geht nicht darum, Süßigkeiten grundsätzlich zu verbieten, die Kinder sollen aber lernen, bewusster mit ihnen umzugehen und evtl. auf längere Sicht weniger davon zu essen.

Jedes Kind soll daher überlegen, wie viele Süßigkeiten es in der kommenden Woche essen möchte. Dabei sollen die Kinder nicht versuchen, sich gegenseitig zu unterbieten, sondern die Zahl der benötigten Streichhölzer möglichst realistisch festlegen. Ziel ist, dass die Kinder lernen, sich selbst Grenzen zu setzen und diese auch einzuhalten.

Ihr wisst jetzt, wie viel Süßigkeiten Ihr in der vergangenen Woche gegessen habt. In der letzten Sitzung habt Ihr gelernt, dass Süßigkeiten dem roten Ampelbereich zugeordnet sind. Das bedeutet nicht, dass Ihr ganz auf sie verzichten sollt, es wäre nur günstig, wenn Ihr nicht so viel davon esst, da sie viele Kalorien haben, die aber vom Körper nicht verwertet werden können.
Ich möchte euch bitten, als Hausaufgabe noch einmal Streichhölzer für gegessene Süßigkeiten zu sammeln. Allerdings sollt Ihr die Menge an Streichhölzern, die Ihr in der nächsten Woche verbrauchen dürft, jetzt selbst festlegen. Ich möchte jeden von euch bitten zu überlegen, wie viele Streichhölzer er in der kommenden Woche benötigt. Es kommt dabei nicht darauf an, wer am wenigsten Streichhölzer nimmt. Ihr sollt euch nicht gegenseitig unterbieten, sondern jeder soll die Anzahl von Streichhölzern nehmen, die er für richtig hält. Es ist wichtiger, dass Ihr euch an die von euch festgelegte Menge haltet, als dass Ihr möglichst wenig Streichhölzer mitnehmt.
Wenn Ihr euch entschieden habt, könnt Ihr nach vorne kommen und die entsprechende Menge an Streichhölzern bei mir abholen. Ich gebe jedem von euch eine leere Streichholzschachtel mit, in die Ihr die Streichhölzer hineintun sollt. Außerdem bekommt Ihr wieder eine Tüte, in der Ihr die Streichhölzer für die Süßigkeiten, die Ihr gegessen habt, sammeln könnt.

9. Plenum: Planung der Party

Durch diesen Baustein sollen die Kinder lernen, eigene Vorstellungen zu entwickeln und zu äußern. Außerdem soll die Kompetenz gefördert werden, diese durchzusetzen oder, wenn erforderlich, einen Kompromiss zu finden.

In der nächsten Sitzung ist eine Party geplant, bei deren Gestaltung die Kinder maßgeblich mit einbezogen werden. Sie sollen überlegen, welche Speisen und Getränke für das Buffet vorbereitet werden sollen. In einer Diskussionsrunde einigen sich die Kinder darüber, wer was mitbringt und auch dafür verantwortlich ist, es dabeizuhaben. Die Kursleiter lassen den Kindern freie Hand bei der Auswahl der Lebensmittel. Die Ergebnisse der Diskussion werden am Flip-Chart festgehalten. Außerdem soll jedes Kind die Nahrungsmittel und Getränke, für die es verantwortlich ist, auf seinem Hausaufgabenblatt eintragen.

10. Bewegungsspiel: Zublinzeln

Jeweils zwei Kinder bilden ein Team. Die Zweiergruppen bilden einen Kreis, und zwar so, dass jeweils ein Kind aus jedem Team vorne, das andere dahinter steht. Die Kinder, die hinten stehen, verschränken die Hände hinter dem Rücken. Ein Kind bleibt übrig. Es blinzelt einem der Kinder, die im Kreis vorne stehen, zu. Das Kind, das „angeblinzelt" wurde, muss versuchen, zu dem alleine stehenden Kind, das geblinzelt hat, hinzulaufen. Das Kind hinter ihm muss versuchen, dies zu verhindern, indem es probiert, seinen Vordermann festzuhalten. Gelingt dies nicht, muss das Kind, das jetzt alleine steht, ein anderes Kind anblinzeln.

11. Hausaufgabe

- weiterhin 5mal pro Woche bewegen (und protokollieren)
- einen strukturierten Esstag planen
- Streichholzspiel
- Blatt mit den Ernährungsregeln an dem Platz aufhängen, an dem am häufigsten gegessen wird
- versuchen, die Ernährungsregeln einzuhalten, Punkte unter die eingehaltenen Regeln kleben
- Materialien für die Party mitbringen

Die Kursleiter gehen das Hausaufgabenblatt und die Übersicht über die Materialien, die die Kinder zur nächsten Sitzung mitbringen sollen (siehe Anhang Sitzung 3), mit den Kindern kurz durch.

12. Rückmelderunde

13. Verteilung von Bonuspunkten für Mitarbeit während der Sitzung

Mögliche Schwierigkeiten

Es werden Schwierigkeiten bei der Planung und Durchführung der strukturierten Esstage avisiert. Bei der Erläuterung der strukturierten Esstage wird von den Teilnehmern häufig der Einwand genannt, sie könnten nicht im Voraus wissen, was ihre Mütter an den jeweiligen Tagen kochen werden. Dem kann entgegnet werden, dass die Eltern ihre Kinder sicher gerne bei diesem Training unterstützen werden. Außerdem hätten diese die Möglichkeit, sich bezüglich des Speiseplans mit ihren Müttern abzusprechen und ggf. die Bitte zu äußern, bestimmte Vorgaben zu erfüllen. Sollten dann bei der Durchführung der strukturierten Esstage doch geringfügige Änderungen eintreten (z. B. Nudeln statt Reis, Bohnen statt Erbsen), so ist dies von untergeordneter Rolle, solange die Grundidee der strukturierten Esstage erhalten bleibt und die Vorgaben erfüllt werden.

Im Rahmen des Streichholzspiels bahnt sich eine Konkurrenzsituation an. Beim Streichholzspiel ist häufig die Situation gegeben, dass die Kinder versuchen, sich gegenseitig zu unterbieten. Ein Ansporn durch die Gruppensituation ist zwar durchaus erwünscht, doch die Kinder sollten auf keinen Fall übertreiben. Eine zu starke Reglementierung des Süßigkeitenkonsums kann auf lange Sicht nicht aufrechterhalten bleiben und führt leicht zu Rückfällen in alte Verhaltensmuster. Das Ziel sollte somit darin bestehen, den Kindern einen adäquaten Umgang mit Süßigkeiten zu vermitteln. Die Trainer sollten unbedingt darauf hinweisen, dass es nicht darauf ankommt, wer die wenigsten Streichhölzer verbraucht, sondern dass jedes Kind die Streichholzmenge festlegt, die es für sich selber als sinnvoll erachtet.

Anhang Sitzung 3

Inhalt der Trainingsmappen

Sitzung 3

- Übersichtskalender zum Eintragen der fünf mal zehn Minuten zusätzlicher Bewegung
- Blatt mit den Eßregeln (hänge das Blatt an dem Platz auf, an dem Du am häufigsten ißt)
- 2. Blatt mit den Eßregeln (klebe Smileys neben die Regeln, die Du eingehalten hast)
- Blatt mit den Regeln für strukturierte Eßtage
- Formular zur Planung eines strukturierten Eßtages
- Beispiel für einen strukturierten Eßtag
- Hausaufgabenblatt
- Übersicht über die zur nächsten Sitzung mitzubringenden Materialien

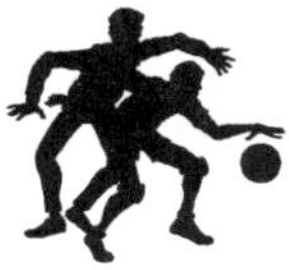

Übersichtskalender zum Eintragen der fünf mal zehn Minuten zusätzlicher Bewegung

Wochentag	zusätzliche Bewegung	Was hast Du genau gemacht?
Montag	ja/nein	
Dienstag	ja/nein	
Mittwoch	ja/nein	
Donnerstag	ja/nein	
Freitag	ja/nein	
Samstag	ja/nein	
Sonntag	ja/nein	

Eßregeln

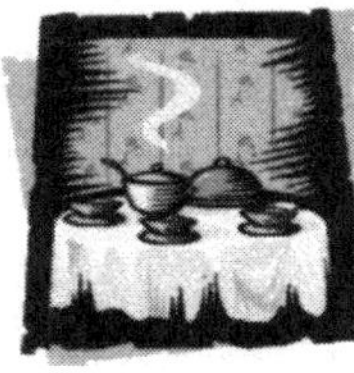

1. Versuche, pro Tag mindestens fünf kleine Mahlzeiten, d.h. drei kleine Hauptmahlzeiten und zwei Zwischenmahlzeiten, zu essen.

2. Versuche, zu Hause immer an einem festen Ort zu essen.

3. Versuche, neben dem Essen nichts anderes zu tun (z.B. fernsehen, lesen).

4. Lege Dir immer nur eine kleine Portion auf den Teller.

5. Bemühe Dich, gut zu kauen und langsam zu essen.

6. Frage dich vor jedem Nachschöpfen, ob Du noch hungrig bist.

7. Versuche, wenigstens einmal pro Tag mit der ganzen Familie zu essen.

8. Versuche, Langeweile, Ärger, Freude oder Trauer nicht mit Essen zu beantworten.

9. Bemühe Dich, nicht heimlich zu essen.

Eßregeln

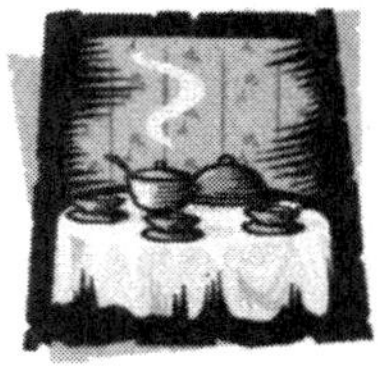

1. Versuche, pro Tag mindestens fünf kleine Mahlzeiten, d.h. drei kleine Hauptmahlzeiten und zwei Zwischenmahlzeiten, zu essen.

1. Tag	2. Tag	3. Tag	4. Tag	5. Tag	6. Tag	7. Tag

2. Versuche, zu Hause immer an einem festen Ort zu essen.

1. Tag	2. Tag	3. Tag	4. Tag	5. Tag	6. Tag	7. Tag

3. Versuche, neben dem Essen nichts anderes zu tun (z.B. fernsehen, lesen).

1. Tag	2. Tag	3. Tag	4. Tag	5. Tag	6. Tag	7. Tag

4. Lege Dir immer nur eine kleine Portion auf den Teller.

1. Tag	2. Tag	3. Tag	4. Tag	5. Tag	6. Tag	7. Tag

5. Bemühe Dich, gut zu kauen und langsam zu essen.

1. Tag	2. Tag	3. Tag	4. Tag	5. Tag	6. Tag	7. Tag

6. Frage dich vor jedem Nachschöpfen, ob Du noch hungrig bist.

1. Tag	2. Tag	3. Tag	4. Tag	5. Tag	6. Tag	7. Tag

7. Versuche, wenigstens einmal pro Tag mit der ganzen Familie zu essen.

1. Tag	2. Tag	3. Tag	4. Tag	5. Tag	6. Tag	7. Tag

8. Versuche, Langeweile, Ärger, Freude oder Trauer nicht mit Essen zu beantworten.

1. Tag	2. Tag	3. Tag	4. Tag	5. Tag	6. Tag	7. Tag

9. Bemühe Dich, nicht heimlich zu essen.

1. Tag	2. Tag	3. Tag	4. Tag	5. Tag	6. Tag	7. Tag

Regeln für einen strukturierten Eßtag

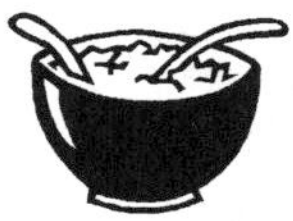

Regelmäßige Mahlzeiten:

Iß fünf Mahlzeiten:

die drei Hauptmahlzeiten Frühstück, Mittagessen, Abendbrot

und

zwei Zwischenmahlzeiten: eine am Vormittag, eine am Nachmittag

versuche, die Mahlzeiten möglichst regelmäßig über den Tag zu verteilen

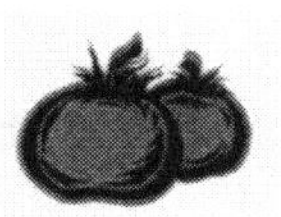

Lebensmittelauswahl

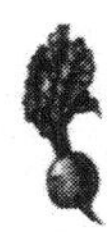

1-2 mal Gemüse oder Salat pro Tag

1-2 mal Obst pro Tag

1 mal Milch bzw. ein Milchprodukt (z.B. Quark, Naturjoghurt) pro Tag

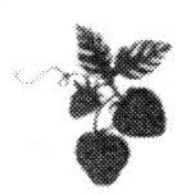

1 mal ein Vollkornprodukt (z.B. Vollkornbrot, Vollkornmüsli, Grünkernfrikadelle) pro Tag

Formular zur Planung eines strukturierten Eßtages

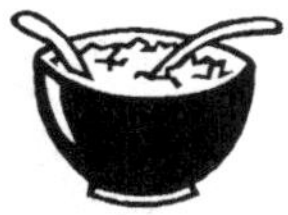

Mahlzeit	Was hast Du gegessen?	Obst	Salat oder Gemüse	Milch-produkt	Voll-korn
Frühstück		ja ❐ nein ❐	ja ❐ nein ❐	ja ❐ nein ❐	ja ❐ nein ❐
Vormittags		ja ❐ nein ❐	ja ❐ nein ❐	ja ❐ nein ❐	ja ❐ nein ❐
Mittagessen		ja ❐ nein ❐	ja ❐ nein ❐	ja ❐ nein ❐	ja ❐ nein ❐
Nachmittags		ja ❐ nein ❐	ja ❐ nein ❐	ja ❐ nein ❐	ja ❐ nein ❐
Abendbrot		ja ❐ nein ❐	ja ❐ nein ❐	ja ❐ nein ❐	ja ❐ nein ❐

Beispiel für einen strukturierten Eßtag

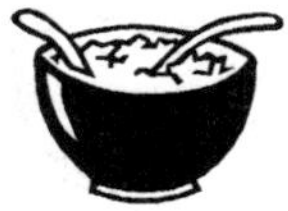

Mahlzeit	Was hast Du gegessen?	Obst	Salat oder Gemüse	Milch-produkt	Voll-korn
Frühstück	1 Vollkornbrot mit Käse 1 Naturjoghurt mit Honig	ja ❐ nein ❐	ja ❐ nein ❐	ja ❐ nein ❐	ja ❐ nein ❐
Vormittags	1 Apfel	ja ❐ nein ❐	ja ❐ nein ❐	ja ❐ nein ❐	ja ❐ nein ❐
Mittagessen	Tomatensalat Kartoffeln 1 Schnitzel	ja ❐ nein ❐	ja ❐ nein ❐	ja ❐ nein ❐	ja ❐ nein ❐
Nachmittags	Magerquark mit Obst	ja ❐ nein ❐	ja ❐ nein ❐	ja ❐ nein ❐	ja ❐ nein ❐
Abendbrot	1 Teller Gemüsesuppe 2 Knäckebrote mit Wurst	ja ❐ nein ❐	ja ❐ nein ❐	ja ❐ nein ❐	ja ❐ nein ❐

Das sind Deine Hausaufgaben zur nächsten Sitzung:

- bewege Dich weiterhin fünf Mal zusätzlich für zehn Minuten und trage die zusätzliche Bewegung in den Übersichtskalender ein

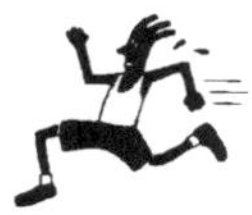

- plane einen strukturierten Eßtag

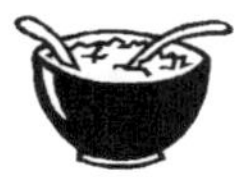

- sammle Streichhölzer für gegessene Süßigkeiten, halte die Streichholzmenge, die Du festgelegt hast, ein

- hänge das Blatt mit den Eßregeln zu Hause an dem Platz auf, an dem Du am häufigsten ißt

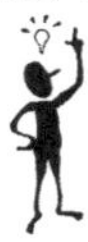

- versuche, die Eßregeln einzuhalten (klebe Punkte neben die Regeln, die Du eingehalten hast)

- bring die vereinbarten Materialien für die Party mit

Das sollst Du zur nächsten Sitzung mitbringen:

- Deine Mappe mit den Trainingsmaterialien

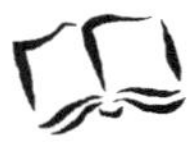

- Deine Bonuspunkt-Liste

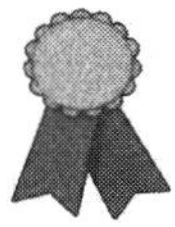

- Die ausgefüllten Kalender für die Zusatzbewegung

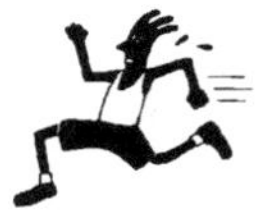

- Das ausgefüllte Formular zur Planung eines strukturierten Eßtags

- Die Tüte mit den Streichhölzern

- Das Blatt mit den Ernährungsregeln und den aufgeklebten Punkten

- Die Materialien für die Party

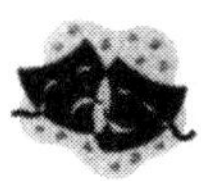

Sitzung 4:
Party, Sensibilisierung für interne Signale

Überblick

Ziele

- Kennenlernen gesunder Speisen und Getränke als Alternativen für sonst übliche „Party-Verpflegung"
- Erkenntnis, dass auch gesunde Nahrungsmittel lecker schmecken können
- Förderung der Gruppenkohäsion
- Sensibilisierung für interne Signale von Hunger und Sättigung
- Förderung verbaler Fähigkeiten
- Steigerung der Selbstsicherheit

Ablauf der Sitzung

1. Extrinsische Verstärkung für die Erledigung der Hausaufgaben
2. Plenum: Besprechung der Hausaufgabe
3. gemeinsames Dekorieren des Raumes und Aufbau des Buffets
4. Vorstellung der „gesunden" Alternativen
5. Bewegungsspiel: Obstsalat
6. gemeinsames Essen
7. Diskussionsrunde: Erkennen von Gefühlen des Hungers und der Sättigung
8. Kommunikationsspiel: Karteikarten
9. Bewegungsspiel: Fangen
10. Hausaufgabe
    - weiterhin 5mal pro Woche bewegen (und protokollieren)
    - den in der letzten Woche geplanten strukturierten Esstag an einem beliebigen Tag in der kommenden Woche durchführen, auf dem entsprechenden Formular von Sitzung 3 eintragen, inwieweit die geplanten Mahlzeiten eingehalten wurden
    - einen weiteren strukturierten Esstag planen
    - Streichholzspiel mit selbstauferlegter, aber freier Mengenbegrenzung
    - versuchen, die Ernährungsregeln einzuhalten (Punkte aufkleben)
    - versuchen, Hunger- und Sättigungssignale wahrzunehmen und zu beachten
11. Stimmungsbarometer und Rückmelderunde
12. Verteilung von Bonuspunkten für Mitarbeit während der Sitzung

Vorbereitung und Materialien

Trainingsmaterialien (Übersichtskalender zum Eintragen der zusätzlichen Bewegung, Merkblatt „Essregeln“, Formular zur Planung eines strukturierten Esstags, Rezepte, Hausaufgaben-Blatt, Übersicht über die zur nächsten Sitzung mitzubringenden Materialien), Smileys, Aufkleber, Schlüsselanhänger, Stofftiere und Kinogutscheine als extrinsische Verstärkung für die Erledigung der Hausaufgaben, Flip-Chart, Klebepunkte, Streichhölzer, Tüten zum Sammeln der Streichhölzer, leere Streichholzschachteln, gesunde Alternativen für das Buffet, Geschirr, Luftballons, Luftschlangen, Karteikarten für das Kommunikationsspiel.

Therapeutisches Vorgehen

1. Extrinsische Verstärkung für die Erledigung der Hausaufgaben

Die Trainer lassen sich die Hausaufgaben (Übersichtskalender zum Eintragen der Zusatzbewegung, das Formular mit den Ernährungsregeln, die Tüten mit den Streichhölzern, das Formular mit dem geplanten strukturierten Esstag, die Lebensmittel für die Party) zeigen, sprechen die Übersichtskalender zum Eintragen der Zusatzbewegung mit jedem Teilnehmer kurz durch und kleben die entsprechende Anzahl von Smileys in die Bonuspunktlisten der Teilnehmer. Diese können anschließend Smileys gegen materielle Verstärker eintauschen. Die Trainer teilen die Trainingsmaterialien für diese Sitzung aus, die die Kinder in ihre Trainingsmappen legen sollen.

2. Plenum: Besprechung der Hausaufgabe

Die Kinder sollten versuchen, die Ernährungsregeln eine Woche lang einzuhalten. Jedes Kind wird gefragt, ob und ggf. wie sich sein Essverhalten in der vergangenen Woche verändert hat. Außerdem sollen die Kinder über mögliche Schwierigkeiten bei der Einhaltung der Regeln berichten. Dabei interessiert v. a., welche Regeln besonders schwer, bzw. besonders leicht einzuhalten waren.

Der Versuch, die Essregeln einzuhalten, wird auch in der kommenden Woche als Hausaufgabe beibehalten.

Ein weiterer Teil der Hausaufgabe bestand darin, einen strukturierten Esstag zu planen. Die Trainer besprechen die entsprechenden Formulare mit jedem Kind einzeln gemäß den Vorgaben und unterbreiten ggf. Verbesserungsvorschläge. Die Kinder sollen den geplanten strukturierten Esstag an einem beliebigen Tag in der kommenden Woche durchführen und auf dem entsprechenden Formular von Sitzung 3 eintragen, inwieweit die geplanten Mahlzeiten eingehalten wurden.

Zur nächsten Sitzung soll wieder ein strukturierter Esstag geplant werden. Ein entsprechendes Formular liegt den Trainingsmappen bei.

Die Kinder sollten Streichhölzer für gegessene Süßigkeiten sammeln. Die Anzahl der zur Verfügung stehenden Streichhölzer war von den Kindern in der letzten Sitzung selbst bestimmt worden. Jedes Kind wird gefragt, ob es sich an die festgelegte Zahl gehalten hat und wie schwer oder leicht es ihm gefallen ist. Die Kinder sollen darüber nachdenken, ob sie in der kommenden Woche mehr, weniger oder genauso viele Streichhölzer benötigen wie in der letzten Woche. Jedes Kind legt die Anzahl seiner Streichhölzer für die kommende Woche fest und kann sie bei den Trainern abholen.

3. Gemeinsames Dekorieren des Raumes und Aufbau des Buffets

Die Kinder packen die mitgebrachten Speisen und Getränke aus, bauen zusammen mit den Kursleitern das Buffet auf und decken den Tisch. Für die gemeinsame Dekoration des Raumes stellen die Trainer Luftschlangen und Luftballons bereit.

4. Vorstellung der „gesunden" Alternativen

Vor Kursbeginn haben die Trainer „gesunde" Alternativen für das Buffet vorbereitet (z.B. Obstfondue, Gurkenschlange, die Rezepte finden sich unter den Trainingsmaterialien). Die Kursleiter stellen die gesunden Alternativen unter Angabe der Zutaten kurz vor.

5. Bewegungsspiel: Obstsalat

Den Kindern werden paarweise Namen von Obstsorten zugeteilt. Die Kinder sitzen auf Stühlen im Kreis, ein Kind steht in der Mitte. Das Kind in der Mitte ruft eine Obstsorte auf. Die betreffenden Kinder müssen die Stühle tauschen, das Kind in der Mitte versucht, einen der beiden Plätze zu erwischen. Das Kind, das keinen Stuhl abbekommen hat, muss sich nun in die Mitte stellen und ruft dort wiederum eine Obstsorte auf. Ruft das Kind in der Mitte „Obstsalat", müssen alle Kinder die Plätze tauschen.

6. Gemeinsames Essen

Das Buffet wird eröffnet. Die Kinder und die Kursleiter sitzen gemeinsam am Tisch, essen und trinken und haben die Möglichkeit, sich dabei besser kennen zu lernen. Ist die gemeinsame Mahlzeit beendet, stellen die Kinder das Geschirr zusammen und wischen den Tisch sauber.

7. Diskussionsrunde: Erkennen von Gefühlen des Hungers und der Sättigung

Durch diesen Baustein soll erreicht werden, dass die Kinder für interne Signale von Hunger und Sättigung sensibilisiert werden, d.h. sie sollen lernen, diese

Signale besser wahrzunehmen und sie zu beachten. Dies ist deshalb von Bedeutung, weil übergewichtige Kinder sich häufig an externalen Reizen (z.B. Verfügbarkeit von Nahrung, Sättigung, wenn der Teller leergegessen ist) orientieren, wobei die Erziehung eine entscheidende Rolle spielt (Pudel, 1978).

Zunächst werden Signale für Hunger und Sättigung gesammelt und schriftlich am Flip-Chart festgehalten.

- Hungersignale sind z.B.: Magenknurren, Magendruck, Leeregefühl im Magen, Übelkeit, Denken an Essen, Träumen von Essen, Appetit, Speichelfluss („das Wasser läuft im Mund zusammen“), Kopfschmerzen, Zittern, Schweißausbruch.
- Sättigungssignale sind z.B.: Appetitverlust, Völlegefühl, Wärmegefühl im Magen, Geschwindigkeitsreduktion beim Essen (längeres Kauen, kleinere Bissen, geringere Bissenfrequenz; nach Waadt, Laessle & Pirke, 1992).

Damit die Kinder in der Lage sind, Sättigungssignale zu bemerken, ist es wichtig, dass sie beim Essen nicht abgelenkt sind (z.B. dadurch, dass sie nebenbei noch etwas anderes tun). Die Kursleiter weisen die Kinder noch einmal auf die entsprechende Ernährungsregel hin.

Als Hausaufgabe sollen die Teilnehmer versuchen, in der kommenden Woche auf Hunger- und Sättigungssignale zu achten und sich nach ihnen zu richten.

Die Trainer können diesen Baustein folgendermaßen einleiten:

Wir haben gerade gemeinsam gegessen und getrunken. Seid Ihr alle satt geworden? Woran erkennt Ihr eigentlich, dass Ihr satt seid?

Die Beiträge werden am Flip-Chart gesammelt.

Und woran erkennt Ihr, dass Ihr Hunger habt?

Die Beiträge werden am Flip-Chart gesammelt.

Wie ist das, wenn Ihr zu Hause esst, merkt Ihr dann, wenn Ihr satt seid? Hört Ihr dann auf zu essen oder esst Ihr weiter?

Die Kinder nennen kurz ihre Erfahrungen.

Damit Ihr auch mitkriegt, ob Ihr satt seid oder ob Ihr noch Hunger habt, ist es wichtig, dass Ihr ganz in Ruhe esst und nichts nebenbei macht, wie z.B. lesen oder fernsehen. Vielleicht erinnert Ihr euch, es gibt auch eine Essregel, nämlich die dritte, dass Ihr beim Essen nichts anderes machen sollt.
Als Hausaufgabe bitte ich euch zu versuchen, in der kommenden Woche auf Hunger- und Sättigungssignale zu achten und euch nach ihnen zu richten.
Wenn Ihr also merkt, dass Ihr hungrig seid, sollt Ihr etwas essen.
Wenn Ihr merkt, dass Ihr keinen Hunger mehr habt, dass Ihr also satt seid, dann hört auf zu essen, auch wenn Ihr noch etwas auf dem Teller habt.
Wenn Ihr nicht hungrig seid, dann esst auch nichts, auch nicht wenn Ihr gerade etwas Leckeres im Haus habt oder euch langweilig ist (Ihr könntet dann Eure Anti-Langeweile-Boxen einsetzen).

8. Kommunikationsspiel: Karteikarten

Durch diesen Baustein sollen Selbstsicherheit und verbales Ausdrucksvermögen gesteigert werden.

Jeweils ein Kind kommt nach vorne. Dort stellt es sich vor den anderen Kindern auf und bekommt eine Karteikarte, auf der ein Wort zu lesen ist. Seine Aufgabe besteht darin, spontan einen Satz zu bilden, in dem dieses Wort vorkommt. Waren alle Kinder an der Reihe, kann das Spiel mit zwei Karteikarten durchgeführt werden.

9. Bewegungsspiel: Fangen

Ein Kind, das sich freiwillig gemeldet hat, versucht, alle anderen Kinder zu fangen. Wurde ein Kind abgeschlagen, muss es so lange stehen bleiben, bis ein anderes Kind unter seinen Beinen durchgekrabbelt ist. Es wird ein Ort abgemacht, an dem sich die Kinder für zehn Sekunden ausruhen können und nicht gefangen werden dürfen.

10. Hausaufgabe

- weiterhin 5mal pro Woche bewegen (und protokollieren)
- den in der letzten Woche geplanten strukturierten Esstag an einem beliebigen Tag in der kommenden Woche durchführen, auf dem entsprechenden Formular von Sitzung 3 eintragen, inwieweit die geplanten Mahlzeiten eingehalten wurden
- einen weiteren strukturierten Esstag planen
- Streichholzspiel mit selbstauferlegter, aber freier Mengenbegrenzung
- versuchen, die Ernährungsregeln einzuhalten (Punkte aufkleben)
- versuchen, Hunger- und Sättigungssignale wahrzunehmen und zu beachten

11. Stimmungsbarometer und Rückmelderunde

12. Verteilung von Bonuspunkten für Mitarbeit während der Sitzung

Mögliche Schwierigkeiten

Einige Kinder können Hunger- und Sättigungssignale weder nennen noch erkennen. Die Nahrungsaufnahme Neugeborener wird in erster Linie durch interne Signale von Hunger und Sättigung gesteuert. Im Laufe der Entwicklung werden zunehmend auch Lernerfahrungen verhaltensbestimmend. Durch Konditionierung können sich Reaktionsbereitschaften herausbilden, die subjektives Erleben von Hunger und Sättigung nicht mehr nur an interne, sondern auch an externe Signale (z. B. Sättigung, wenn der Teller leer ist) bindet. Gerade Übergewichtige haben häufig Schwierigkeiten, interne Signale von Hunger und Sättigung adäquat wahrzunehmen, was durch ungünstige Essgewohnheiten, wie z. B. Ablenkung bei der Nahrungsaufnahme durch Fernsehen oder Lesen, zusätzlich begünstigt wird. Die Sensibilität für interne Signale muss in diesem Fall neu erworben werden. Das Bewußtmachen und Sammeln von körperlichen Anzeichen für Hunger und Sättigung in der Gruppe sowie die bewusste Nahrungsaufnahme ohne Nebenbeschäftigungen können sich für diesen Lernprozess als förderlich erweisen.

Anhang
Sitzung 4

Inhalt der Trainingsmappen
Sitzung 4

- Übersichtskalender zum Eintragen der zusätzlichen Bewegungen
- Merkblatt „Eßregeln"
- Formular zur Planung eines strukturierten Eßtages
- Rezepte
- Hausaufgabenblatt
- Übersicht über die zur nächsten Sitzung mitzubringenden Materialien

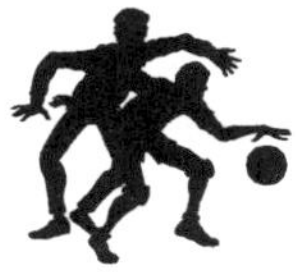

Übersichtskalender zum Eintragen der fünf mal zehn Minuten zusätzlicher Bewegung

Wochentag	zusätzliche Bewegung	Was hast Du genau gemacht?
Montag	ja/nein	
Dienstag	ja/nein	
Mittwoch	ja/nein	
Donnerstag	ja/nein	
Freitag	ja/nein	
Samstag	ja/nein	
Sonntag	ja/nein	

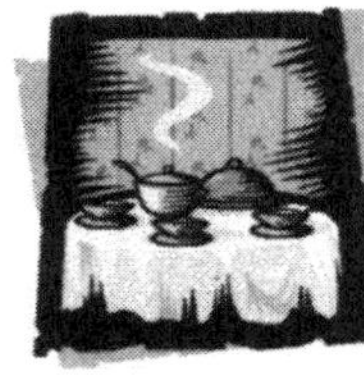

Eßregeln

1. Versuche, pro Tag mindestens fünf kleine Mahlzeiten, d.h. drei kleine Hauptmahlzeiten und zwei Zwischenmahlzeiten, zu essen.

1. Tag	2. Tag	3. Tag	4. Tag	5. Tag	6. Tag	7. Tag

2. Versuche, zu Hause immer an einem festen Ort zu essen.

1. Tag	2. Tag	3. Tag	4. Tag	5. Tag	6. Tag	7. Tag

3. Versuche, neben dem Essen nichts anderes zu tun (z.B. fernsehen, lesen).

1. Tag	2. Tag	3. Tag	4. Tag	5. Tag	6. Tag	7. Tag

4. Lege Dir immer nur eine kleine Portion auf den Teller.

1. Tag	2. Tag	3. Tag	4. Tag	5. Tag	6. Tag	7. Tag

5. Bemühe Dich, gut zu kauen und langsam zu essen.

1. Tag	2. Tag	3. Tag	4. Tag	5. Tag	6. Tag	7. Tag

6. Frage dich vor jedem Nachschöpfen, ob Du noch hungrig bist.

1. Tag	2. Tag	3. Tag	4. Tag	5. Tag	6. Tag	7. Tag

7. Versuche, wenigstens einmal pro Tag mit der ganzen Familie zu essen.

1. Tag	2. Tag	3. Tag	4. Tag	5. Tag	6. Tag	7. Tag

8. Versuche, Langeweile, Ärger, Freude oder Trauer nicht mit Essen zu beantworten.

1. Tag	2. Tag	3. Tag	4. Tag	5. Tag	6. Tag	7. Tag

9. Bemühe Dich, nicht heimlich zu essen.

1. Tag	2. Tag	3. Tag	4. Tag	5. Tag	6. Tag	7. Tag

Formular zur Planung eines strukturierten Eßtages

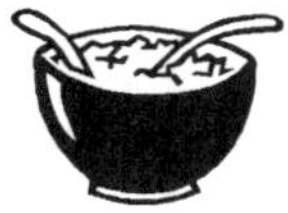

Mahlzeit	Was hast Du gegessen?	Obst	Salat oder Gemüse	Milch-produkt	Voll-korn
Frühstück		ja ❒ nein ❒	ja ❒ nein ❒	ja ❒ nein ❒	ja ❒ nein ❒
Vormittags		ja ❒ nein ❒	ja ❒ nein ❒	ja ❒ nein ❒	ja ❒ nein ❒
Mittagessen		ja ❒ nein ❒	ja ❒ nein ❒	ja ❒ nein ❒	ja ❒ nein ❒
Nachmittags		ja ❒ nein ❒	ja ❒ nein ❒	ja ❒ nein ❒	ja ❒ nein ❒
Abendbrot		ja ❒ nein ❒	ja ❒ nein ❒	ja ❒ nein ❒	ja ❒ nein ❒

PARTY

Obstfondue

Frisches Obst nach Jahreszeit und Angebot (z.B. Banane, Apfel, Kiwi, Pfirsich, Birne, Orange, ...)
Das Obst in Stücke schneiden und mit etwas Zitronensaft beträufeln.

Zum Wenden:
Sesamsamen, Leinsamen, Kokosraspel, für gehackte Nüsse feine Haferflocken.

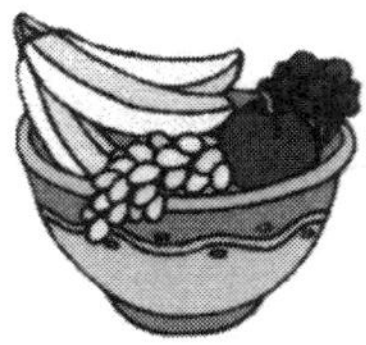

Zum Dippen:
Quarkdip:
250 g Magerquark
1 Becher Joghurt
1 EL Honig
Zimt oder Vanillepulver
Zitronensaft

Den Quark mit dem Joghurt verrühren und mit Honig, Zimt bzw. Vanillepulver und Zitronensaft abschmecken.
Die Obststücke in Sesamsamen, Kokosraspel oder Leinsamen wenden und in den Quarkdip eindippen.

Gurkenschlange

Zutaten für 6 Kinder:

1 große Salatgurke
1 Streifen rote Paprikaschote
100 g Pumpernickeltaler
150 g fettarmer Frischkäse
200 g Fleischwurst am Stück
5 Tomaten
5 Minikäsekugeln
2 Gewürznelken

Die Gurke waschen, das schmale Ende in etwa 5 cm Länge schräg abschneiden und vorne flach einschneiden.
Den Paprikastreifen als Zunge spitz zuschneiden und ins Schlangenmaul legen.

Die ganze Gurke schräg in etwa 1 cm dicke Scheiben schneiden.
Die Pumpernickeltaler auf einer Seite mit dem Frischkäse bestreuen. Die Fleischwurst in etwa 1 cm dicke Scheiben schneiden. Die Tomaten waschen, die Blütenansätze entfernen und die Endstücke nicht verwenden (sie können zum Beispiel in einen Salat wandern).

Die Gurkenschlange auf einem großen Holzbrett arrangieren; im Wechsel die verschiedenen Zutaten dachziegelartig aufeinanderschichten. Dabei die Schlange schlängeln lassen. Die Nelken als Augen in das schmale Ende und eine rote Papierzunge einsetzen und den Kopf vorne dranlegen.

Das sind Deine Hausaufgaben zur nächsten Sitzung:

- bewege Dich weiterhin fünf Mal zusätzlich für zehn Minuten und trage die zusätzliche Bewegung in den Übersichtskalender ein

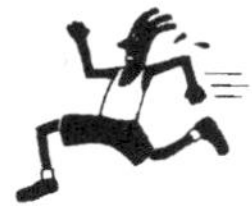

- führe den strukturierten Eßtag, den Du in der letzten Woche geplant hast, an einem beliebigen Tag in der kommenden Woche durch und trage auf dem entsprechenden Formular von Sitzung 3 ein, inwieweit Du die geplanten Mahlzeiten eingehalten hast.

- plane einen weiteren strukturierten Esstag

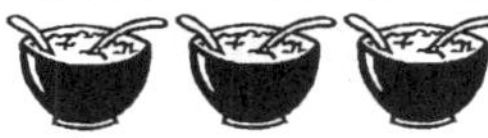

- sammle Streichhölzer für gegessene Süßigkeiten, halte die Streichholzmenge, die Du festgelegt hast, ein

- versuche, die Ernährungsregeln einzuhalten (klebe Punkte neben die Regeln, die Du eingehalten hast)

- versuche, Hunger- und Sättigungssignale wahrzunehmen und sie zu beachten:

- wenn Du Hunger hast, dann iß etwas
- wenn Du satt bist, dann hör auf zu essen, auch wenn Du noch etwas auf dem Teller hast.
- wenn Du keinen Hunger hast, dann iß auch nichts, auch wenn Ihr etwas Leckeres im Haus habt oder Dir langweilig ist (benutze dann die Anti- Langeweile-Box)

Das sollst Du zur nächsten Sitzung mitbringen!

- Deine Mappe mit den Trainingsmaterialien

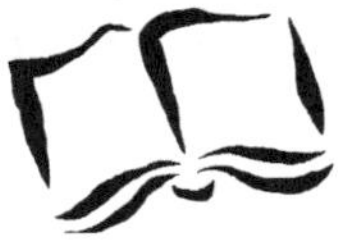

- Deine Bonuspunktliste

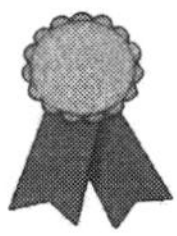

- Die ausgefüllten Kalender für die Zusatzbewegung

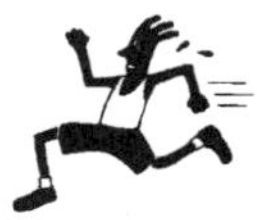

- Das ausgefüllte Formular zur Planung eines strukturierten Eßtags

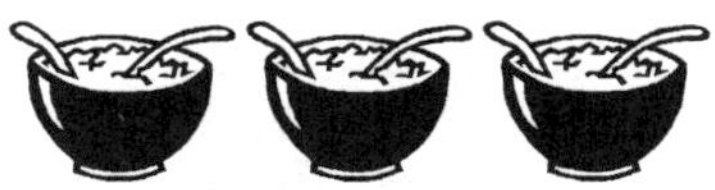

- Die Tüte mit den Streichhölzern

- Das Blatt mit den Ernährungsregeln und den aufgeklebten Punkten

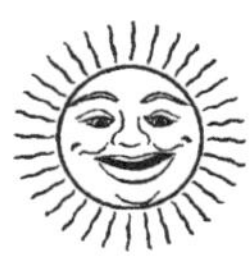

Sitzung 5: Fettdetektiv, Neinsagerspiel, bewusstes Genießen

Überblick

Ziele

- Förderung der Bereitschaft, sich selbst Beschränkungen aufzuerlegen
- Vermittlung eines Überblicks über den Fettgehalt verschiedener Nahrungsmittel
- Förderung der Bereitschaft und der Kompetenz, Nahrungsmittel freundlich aber bestimmt abzulehnen
- Förderung der Fähigkeit, die Nahrungsaufnahme zu beenden, auch wenn das Gefühl besteht, man habe bereits zu viel gegessen, und nun sei alles egal
- Förderung der Bereitschaft, bestimmte Nahrungsmittel nur in kleinen Mengen zu sich zu nehmen und diese ganz bewusst zu genießen

Ablauf der Sitzung

1. Stimmungsbarometer
2. Extrinsische Verstärkung für die Erledigung der Hausaufgaben
3. Plenum: Besprechung der Hausaufgabe
4. Bewegungsspiel: Reise nach Jerusalem
5. Informationsbaustein: Fettdetektiv
6. Interaktionsübung: Nein-Sage-Spiel
7. Diskussionsrunde: Zu viel gegessen? → Eh egal?
8. Diskussionsrunde: schlechtes Gewissen, Genießerspiel
9. Bewegungsspiel: Staffel
10. Hausaufgabe
    - weiterhin 5mal pro Woche bewegen (und protokollieren)
    - zwei strukturierte Esstage planen
    - den in der letzten Woche geplanten strukturierten Esstag an einem beliebigen Tag in der kommenden Woche durchführen, auf dem entsprechenden Formular von Sitzung 4 eintragen, inwieweit die geplanten Mahlzeiten eingehalten wurden
    - Streichholzspiel mit selbstauferlegter, aber freier Mengenbegrenzung
    - versuchen, Ernährungsregeln einzuhalten (Punkte aufkleben), die Essregel, die bislang am seltensten befolgt wurde, kennzeichnen und mindestens 4mal einzuhalten versuchen
    - versuchen, Hunger- und Sättigungssignale wahrzunehmen und zu beachten

11. Stimmungsbarometer und Rückmelderunde
12. Verteilung von Bonuspunkten für Mitarbeit während der Sitzung

Vorbereitung und Materialien

Trainingsmaterialien (Übersichtskalender zum Eintragen der zusätzlichen Bewegung, Merkblatt „Essregeln", zwei Formulare zur Planung strukturierter Esstage, Blatt „Der Fettdetektiv", Merkblatt „Das Neinsager-Spiel", ein Schmierblatt, Merkblatt „Das Stoppschild", Hausaufgaben-Blatt, Übersicht über die zur nächsten Sitzung mitzubringenden Materialien), Smileys, Aufkleber, Schlüsselanhänger, Stofftiere und Kinogutscheine als extrinsische Verstärkung für die Erledigung der Hausaufgaben, Flip-Chart, Klebepunkte, Streichhölzer, Tüten zum Sammeln der Streichhölzer, leere Streichholzschachteln, Kassettenrekorder, Musikkassette, Löschblätter, Reagenzgläser, Öl, Nahrungsmittel für das Spiel „Fettdetektiv", eine Tafel Schokolade, zwei Staffelhölzer.

Therapeutisches Vorgehen

1. Stimmungsbarometer

2. Extrinsische Verstärkung für die Erledigung der Hausaufgaben

Die Trainer lassen sich die Hausaufgaben (Übersichtskalender zum Eintragen der Zusatzbewegung, das Formular mit den Ernährungsregeln, die Tüten mit den Streichhölzern, das Formular mit dem geplanten strukturierten Esstag) zeigen, sprechen die Übersichtskalender zum Eintragen der Zusatzbewegung mit jedem Teilnehmer kurz durch und kleben die entsprechende Anzahl von Smileys in die Bonuspuntklisten der Teilnehmer. Anschließend besteht die Möglichkeit, Smileys gegen materielle Verstärker einzutauschen.

Die Trainer teilen die Trainingsmaterialien für diese Sitzung aus, die die Kinder in ihre Trainingsmappen legen sollen.

3. Plenum: Besprechung der Hausaufgabe

Die Kinder sollten den in der vorletzten Woche geplanten strukturierten Esstag durchführen. Es wird kurz besprochen, ob es den Kindern gelungen ist, sich an die geplanten Abläufe zu halten, ob es ihnen schwer oder leicht gefallen ist und wo evtl. Probleme aufgetreten sind. Nennen die Kinder Probleme, wird über Lösungsmöglichkeiten diskutiert.

Die Trainer gehen anschließend mit jedem Kind den in der letzten Woche geplanten strukturierten Esstag gemäß den Vorgaben durch und unterbreiten ggf. Verbesserungsvorschläge. Der strukturierte Esstag soll an einem beliebigen Tag in der kommenden Woche durchgeführt werden.

Zur nächsten Sitzung sollen die Kinder zwei strukturierte Esstage planen. Entsprechende Formulare liegen den Trainingsmaterialien bei.

Die Kinder sollten versuchen, sich an die Essregeln zu halten. Hier interessiert v. a., ob sich gegenüber der letzten Woche Veränderungen ergeben haben und welche Essregeln noch gar nicht oder nur mit großen Problemen befolgt wurden. Die Kinder sollen überlegen, was die Einhaltung dieser Regeln erleichtern könnte.

Zur nächsten Sitzung sollen die Kinder wieder versuchen, die Essregeln einzuhalten. Dabei sollen sie schauen, welche der Regeln sie bisher noch am seltensten befolgt haben, und probieren, sich in der kommenden Woche möglichst oft (mindestens 4mal) an sie zu halten. Diese Regel ist auf dem Formular zu kennzeichnen.

Ein weiterer Teil der Hausaufgabe bestand darin, auf Hunger- und Sättigungssignale zu achten und auf sie zu reagieren. Im Plenum wird darüber gesprochen, ob es den Kindern zu Hause gelungen ist, Hunger- und Sättigungsgefühle wahrzunehmen. Gab es dabei Probleme, wird herausgearbeitet, was der Erkennung dieser Signale möglicherweise im Wege gestanden haben könnte (z. B. Ablenkung).

Anschließend wird besprochen, ob die Kinder die internen Signale auch beachtet haben. Zunächst sollen die Kinder berichten, welche Erfahrungen sie dabei gemacht haben, die Mahlzeit bei Sättigung zu beenden. Die Trainer erfragen, welche Kinder bereits in der Vergangenheit auf Sättigungssignale reagiert haben und ob es Kinder gibt, für die diese Erfahrung gänzlich neu war. Außerdem wird darüber gesprochen, welche Probleme sich ergeben haben und wie sie gelöst werden können. Ein häufig genanntes Problem ist in diesem Zusammenhang, dass Kinder oft von ihren Eltern oder Verwandten gedrängt werden, den Teller leerzuessen oder einen Nachschlag zu nehmen. In dieser Sitzung wird hierzu ein eigener Trainingsbaustein durchgeführt, in dem die Kinder lernen, Nahrungsmittel höflich, aber bestimmt abzulehnen.

Im Anschluss daran wird besprochen, ob die Kinder es geschafft haben, nichts zu essen, wenn sie nicht hungrig waren, und ob es ihnen gelungen ist, bei Langeweile alternative Verhaltensweisen zu finden (z. B. die Anti-Langeweile-Box einzusetzen).

Auch in der kommenden Woche sollen die Kinder auf Hunger- und Sättigungssignale achten und sich nach ihnen richten.

Die Teilnehmer sollen kurz berichten, welche Erfahrungen sie in der letzten Woche mit dem Streichholzspiel gemacht haben. Jedes Kind wird gefragt, ob es sich an die festgelegte Anzahl von Streichhölzern gehalten hat und ob es ihm schwer gefallen ist.

Anschließend sollen die Kinder darüber nachdenken, ob sie mit der Menge der von ihnen gegessenen Süßigkeiten zufrieden sind oder ob sie die Anzahl der Streichhölzer für die kommende Woche verändern möchten. Jedes Kind legt die Zahl der benötigten Streichhölzer für die nächste Woche fest. Die Trainer verteilen Streichhölzer, Tüten und leere Streichholzschachteln an die Teilnehmer.

4. Bewegungsspiel: Reise nach Jerusalem

Es wird eine Reihe mit Stühlen aufgestellt, wobei die Anzahl der Stühle um eins kleiner als die Anzahl der Kinder ist. Die Trainer lassen Musik laufen, und die Kinder gehen in einer Reihe hintereinander um die Stühle herum. Wird die Musik ausgeschaltet, versucht jedes Kind, sich auf einen Stuhl zu setzen. Das Kind, das keinen Stuhl abbekommt, scheidet aus. Anschließend wird ein Stuhl weggenommen und das Spiel so lange fortgeführt, bis nur noch ein Kind übrig ist.

5. Informationsbaustein: Fettdetektiv

Viele Kinder können den Fettgehalt – und damit auch die Energiedichte – verschiedener Nahrungsmittel nur schwer einschätzen. Durch diesen Baustein soll den Kindern ein Überblick über den Fettgehalt bestimmter Nahrungsmittel gegeben werden. Die Kinder werden daran erinnert, dass fettreiche Nahrungsmittel dem roten Ampelbereich zugeordnet sind und daher nur selten und in Maßen gegessen werden sollten.

Zur Illustration erhält jedes Kind ein Löschblatt, auf das es jeweils einen kleinen Fett- und einen Wasserfleck machen soll. Während der Wasserfleck nach einiger Zeit trocknet, bleibt der Fettfleck bestehen. Dies ist der Grund, warum wir uns an manchen Nahrungsmitteln sattessen können, während bei fetthaltigen Speisen Vorsicht geboten ist: Das Fett bleibt!

Die Kinder spielen nun Fettdetektiv, indem sie den Fettgehalt der folgenden Nahrungsmittel schätzen:

- Pommes Frites (1 Portion, 100 g): 14 g Fett
- Bratwurst (1 Stück): 46 g Fett
- Salami (100 g): ca. 45 g Fett
- Mettwurst (100 g): ca. 60 g Fett
- Schokolade (1 Tafel, 100 g): 30 g Fett
- Kinderschokolade (1 Tafel, 100 g): 34 g Fett
- Kinder Happy Hippo Snack (100 g): 38,7 g Fett
- Nutella (1 Glas, 400 g): 120 g Fett

Die Nahrungsmittel werden der Reihe nach auf einem Tisch aufgestellt. Die Teilnehmer nennen ihre Schätzungen und tragen sie auf dem Blatt „Der Fettdetektiv", das den Trainingsmaterialien beiliegt, ein. Anschließend werden die richtigen Ergebnisse vorgestellt und durch Einfüllen von Öl in Reagenzgläser veranschaulicht. Die tatsächlichen Fettwerte werden ebenfalls auf dem Blatt „Der Fettdetektiv" notiert.

6. Interaktionsübung: Nein-Sage-Spiel

Durch diesen Baustein sollen die Kinder lernen, Speisen höflich, aber bestimmt abzulehnen. Die meisten Kinder haben nämlich Probleme, ein Nahrungsangebot (z.B. von Freunden oder Verwandten) nicht anzunehmen, da sie negative soziale Reaktionen von ihrer Umwelt fürchten und niemanden beleidigen wollen. Dies führt dann häufig dazu, dass die Kinder in diesen Situationen essen, obwohl sie gar keinen Hunger haben.

Zunächst sollen die Kinder Situationen nennen, in denen sie ein Nahrungsangebot nicht ablehnen konnten, anschließend wird das „Neinsagen" in Rollenspielen geübt. Günstige Verhaltensweisen werden am Flip-Chart gesammelt.

Ich möchte jetzt mit euch ein Spiel spielen. Dabei geht es um Situationen, die Ihr bestimmt alle aus dem Alltag kennt. Sicher habt Ihr schon mal erlebt, dass euch jemand etwas Leckeres zu Essen angeboten hat. Obwohl Ihr eigentlich gar keinen Hunger hattet und überhaupt nichts essen wolltet, habt Ihr es dann angenommen und aufgegessen, damit der andere nicht sauer oder beleidigt ist. Wer von euch kennt solche Situationen?

Die Kinder nennen Beispiele von Situationen, in denen sie bei solchen Anlässen „ja" statt „nein" gesagt haben.

Ihr habt in der letzten Sitzung gelernt, dass es wichtig ist, auf seine inneren Signale von Hunger und Sättigung zu hören. Wenn Ihr also nicht hungrig seid, solltet Ihr auch nichts essen.
Wenn euch in einer solchen Situation jemand etwas zu Essen anbietet, könnt Ihr es ohne Bedenken ablehnen. Wenn Ihr das höflich tut, hat der andere keinen Grund, beleidigt zu sein. Wenn er es dann trotzdem ist, habt Ihr daran keine Schuld. Ich möchte das „Neinsagen" jetzt mit euch üben. Dazu brauche ich zwei Freiwillige.

Die beiden Freiwilligen spielen eine entsprechende Alltagssituation nach. Anschließend wird besprochen, was derjenige, der die Speise ablehnen sollte, schon gut gemacht hat. In einer Diskussionsrunde wird gesammelt, worauf die Kinder beim Neinsagen achten sollen. Die Ergebnisse werden am Flip-Chart festgehalten.

Eine Zusammenstellung günstiger Verhaltensweisen für solche Situationen findet sich auf dem Blatt „Das Neinsager-Spiel", das den Trainingsmaterialien beigefügt ist (siehe Anhang). Die Trainer gehen das Blatt mit den Kindern kurz durch. Die genannten Verhaltensweisen werden in weiteren Rollenspielen eingeübt, wobei jetzt die Trainer denjenigen spielen, der die Speisen anbietet. Dies hat den Vorteil, dass sie den Schwierigkeitsgrad den Kompetenzen der Kinder anpassen können.

Bei der Besprechung der Rollenspiele kann das Arbeitsblatt als Check-Liste dienen.

7. Diskussionsrunde: zu viel gegessen? → eh egal?

Viele Menschen, die auf ihr Gewicht achten, kennen das Phänomen, dass sie sich zwar über längere Zeit ganz gut mit dem Essen zurückhalten können; ist aber die Diät einmal durchbrochen (und sei es nur, dass sie einen einzigen Keks zu viel gegessen haben), essen sie ungezügelt weiter und können gar nicht mehr aufhören, denn sie haben nun das Gefühl, jetzt sei sowieso alles egal. Während solcher Essanfälle werden häufig große Mengen von Nahrungsmitteln aus dem roten Ampelbereich verschlungen.

Durch diesen Baustein soll die Kompetenz vermittelt werden, die Nahrungsaufnahme zu beenden, auch wenn das Gefühl besteht, schon zu viel gegessen zu haben und nun sei „eh" alles egal. Außerdem sollen die Kinder lernen, dass sie ihr

Essverhalten nicht zügeln müssen, sondern dass sie bei Hunger ohne Angst um ihr Gewicht Nahrungsmittel aus dem grünen Ampelbereich und – wenn auch in Maßen – aus den andern beiden Ampelbereichen essen dürfen. Dies ist von besonderer Bedeutung, da durch ein solches spontanes Essverhalten Essanfälle vermieden werden, die letztlich zu einem Anstieg des Körpergewichts oder gar zu der Entwicklung einer Bulimie führen würden.

Wer von euch kennt folgende Situation: Ihr habt mehr gegessen, als Ihr eigentlich wolltet, konntet dann gar nicht mehr mit dem Essen aufhören und habt am Ende immer weitergegessen, weil Ihr das Gefühl hattet, dass es jetzt sowieso völlig egal war?

Die Kinder berichten von ihren Erfahrungen, wobei die Trainer nachfragen, welche Nahrungsmittel die Kinder in diesen Situationen gegessen und wie sie sich dabei gefühlt haben. Erfahrungsgemäß werden in solchen Momenten Nahrungsmittel mit hoher Energiedichte verzehrt (s.o.), wobei der Kontrollverlust als sehr belastend erlebt wird und mit einem schlechten Gewissen einhergeht.

In einer Plenumsrunde werden Ideen gesammelt und am Flip-Chart festgehalten, wie es in solchen Situationen besser gelingen könnte, die Nahrungsaufnahme zu beenden. Die Trainer können die Vorschläge der Teilnehmer ergänzen.

Wichtig ist in diesem Zusammenhang die Erarbeitung geeigneter Selbstverbalisationen, wie z.B. „o.k., ich habe ein bisschen zu viel gegessen. Das ist nicht schlimm, ich brauche kein schlechtes Gewissen zu haben. Keiner kann sich beim Essen ständig kontrollieren." oder „auch wenn ich gerade etwas zu viel gegessen habe, lohnt es sich, jetzt aufzuhören". In den Trainingsmappen der Kinder befindet sich ein Blatt mit der Überschrift „Das Stoppschild". Jeder Teilnehmer soll in einer Stillarbeit auf einem Schmierblatt eine für ihn passende Selbstverbalisation vorformulieren, mit den Trainern, die währenddessen herumgehen, besprechen und diese dann auf das Blatt „Das Stoppschild" übertragen. Immer dann, wenn die Kinder Schwierigkeiten haben, eine Mahlzeit zu beenden, sollen sie ihre Selbstverbalisation einsetzen.

Außerdem ist es wichtig, dass alternative Verhaltensweisen zur Verfügung stehen, dies ist durch die Anti-Langeweile-Box gegeben, die die Kinder in solchen Situationen benutzen sollen.

Abschließend informieren die Trainer die Kinder darüber, dass spontanes Essverhalten das Ausbleiben solcher Essanfälle begünstigt.

Situationen, in denen jemand Schwierigkeiten hat, mit dem Essen aufzuhören und große Mengen von Nahrungsmitteln verschlingt, nennt man Essanfälle. Essanfälle bekommt man v.a. dann, wenn man gehungert hat oder wenn man sich bestimmte Nahrungsmittel, wie z.B. Schokolade ganz verboten hat. Es ist also ganz wichtig, dass Ihr etwas esst, wenn Ihr Hunger habt. Wenn Ihr Nahrungsmittel aus dem grünen Ampelbereich esst, braucht Ihr euch um euer Gewicht keine Sorgen zu machen, Ihr könnt immer davon essen, wenn Ihr hungrig seid. Auch Speisen aus den beiden anderen Ampelbereichen könnt Ihr essen, Ihr wisst aber ja schon, dass Ihr damit vorsichtiger sein und seltener davon essen sollt.

8. Diskussionsrunde: schlechtes Gewissen, Genießerspiel

Dieser Baustein schließt sich direkt an den vorherigen an. Viele Kinder haben ein schlechtes Gewissen, wenn sie Süßigkeiten essen. Dieses unangenehme Gefühl kann wiederum zum Auslöser von Essverhalten werden und dazu führen, dass umso mehr gegessen wird.

Um dies zu vermeiden, sollen die Kinder lernen, bestimmte Nahrungsmittel ganz bewusst zu genießen, sodass bereits geringe Mengen ausreichend sind, bei deren Verzehr sie kein schlechtes Gewissen zu haben brauchen.

Der Baustein beginnt mit einer kurzen Plenumsrunde. Die Kinder sollen berichten, ob sie das Gefühl des schlechten Gewissens beim Verzehr von Süßigkeiten kennen.

Anschließend leiten die Trainer das Genießerspiel ein.

Nahrungsmittel aus dem roten Bereich braucht Ihr euch nicht ganz zu verbieten. Ihr braucht auch kein schlechtes Gewissen zu haben, wenn Ihr davon esst. Im Gegenteil: Wenn Ihr Hunger auf Süßigkeiten habt, dann könnt Ihr ruhig welche essen. Es ist aber wichtig, dass Ihr sie ganz intensiv genießt. Ihr werdet sehen, dass Ihr dann gar nicht so viel davon zu essen braucht. Es kommt also nicht darauf an, wie viel Ihr esst, sondern darauf, wie Ihr esst. Wenn Ihr Süßigkeiten intensiv in kleinen Mengen genießt, braucht Ihr kein schlechtes Gewissen zu haben.

Wir wollen das jetzt zusammen ausprobieren. Jeder von euch bekommt jetzt ein Stück Schokolade. Legt es zunächst auf Euren Handrücken – wie fühlt es sich auf Eurer Haut an? Streicht jetzt mit dem Finger drüber. Jetzt riecht daran. Leckt nun mit der Zunge einmal über das Stück Schokolade. Streicht jetzt mit dem Stück über Eure Lippen und legt es dann zurück auf den Handrücken. Leckt die Lippen mit der Zunge ab. Beißt nun ein kleines Eckchen von der Schokolade ab. An welcher Stelle im Mund ist es am angenehmsten? Rechts vorne im Mund, links vorne im Mund, rechts hinten im Mund, links hinten im Mund? Wenn das Stück alle ist, dann beißt noch ein kleinen Eckchen von der Schokolade ab. Wie ist es vorne an der Zungenspitze, in der Mitte oder hinten auf der Zunge? Oder vielleicht unter der Zunge, an verschiedenen Stellen dort? Zwischen Unterlippe und Zähnen? Nehmt jetzt den Rest der Schokolade in den Mund und lutscht ihn langsam auf, probiert wieder aus, an welcher Stelle im Mund Ihr den Geschmack am intensivsten wahrnehmt.

Anschließend wird in einer kurzen Runde diskutiert, wie den Kindern das Genießerspiel gefallen hat, ob es ihnen schwer fiel, die Schokolde nicht gleich aufzuessen, ob sie den Geschmack durch das langsame Essen mehr genießen konnten und ob das Bedürfnis nach mehr aufgetreten ist.

9. Bewegungsspiel: Staffel

Die Kinder bilden zwei Mannschaften. Die Kinder jeder Mannschaft stellen sich hintereinander auf. Jeweils die ersten Läufer jedes Teams rennen mit einem Staffelholz in der Hand um ein Hindernis, das am anderen Ende des Raumes aufgebaut ist, herum und zurück zu den anderen Kindern ihrer Mannschaft. Dort wird das Staffelholz an den zweiten Läufer übergeben, der dann ebenfalls um das Hindernis herumläuft. Das Spiel ist beendet, wenn jedes Kind 5mal um das Hindernis gelaufen ist. Das Team, das zuerst fertig ist, hat gewonnen.

10. Hausaufgabe

- weiterhin 5mal pro Woche bewegen (und protokollieren)
- zwei strukturierte Esstage planen
- den in der letzten Woche geplanten strukturierten Esstag an einem beliebigen Tag in der kommenden Woche durchführen, auf dem entsprechenden Formular von Sitzung 4 eintragen, inwieweit die geplanten Mahlzeiten eingehalten wurden
- Streichholzspiel mit selbstauferlegter, aber freier Mengenbegrenzung
- versuchen, Ernährungsregeln einzuhalten (Punkte aufkleben), die Essregel, die bislang am seltensten befolgt wurde, kennzeichnen und mindestens 4mal einzuhalten versuchen
- versuchen, Hunger- und Sättigungssignale wahrzunehmen und zu beachten.

11. Stimmungsbarometer und Rückmelderunde

12. Verteilung von Bonuspunkten für Mitarbeit während der Sitzung

Mögliche Schwierigkeiten

Es werden keine passenden Selbstinstruktionen gefunden. Im Rahmen der Diskussionsrunde: zu viel gegessen → eh egal? haben manche Kinder Probleme, eine geeignete Selbstinstruktion zu finden. Manche Teilnehmer haben die Schwierigkeit, sich nicht zwischen mehreren Varianten entscheiden zu können. Die Trainer sollten sie für ihr Engagement und ihre Kreativität loben, gleichzeitig aber betonen, dass es wichtig ist, sich für eine Selbstinstruktion zu entscheiden und diese in entsprechenden Situationen immer zu benutzen, sodass sie nach einiger Zeit automatisch aktiviert wird. Um den Kindern zu helfen, die geeignete Selbstinstruktion zu finden, können die Trainer fragen, ob sich die Kinder an Situationen erinnern können, in denen sie das Essen eingestellt haben, obwohl sich das „Eh-egal-Gefühl" bereits eingestellt hatte. Durch Exploration begleitender Gedanken und Gefühle können bereits vorhandene Selbstinstruktionen aktiviert und genutzt werden. Gleichzeitig wird den Kindern das eigene Selbsthilfepotential vor Augen geführt. Ähnlich können die Trainer bei Teilnehmern vorgehen, denen zunächst erst gar keine Selbstinstruktion einfällt.

Ein Teilnehmer kritisiert das Genießerspiel. Beim Genießerspiel sollten die Trainer auf den Einwand vorbereitet sein, das Geschmackserlebnis beim langsamen

Auflutschen kleinerer Schokoladenkrümel sei in seiner Intensität mit dem Kauen ganzer Schokoladenstücke nicht vergleichbar. Sie könnten entgegnen, dass auch das Genießen trainiert werden kann. Wer bislang gewohnt war, Süßigkeiten „herunterzuschlingen“ und womöglich noch andere Dinge nebenher zu tun, muss erst lernen, sich ganz auf den Geschmack zu konzentrieren und langsam zu essen. Im Laufe der Zeit wird sich dann das Geschmacksempfinden intensivieren, sodass bereits kleine Mengen an Süßigkeiten als ausreichend erlebt werden.

Anhang
Sitzung 5

Inhalt der Trainingsmappen Sitzung 5

- Übersichtskalender zum Eintragen der zusätzlichen Bewegung
- Merkblatt „Essregeln"
- 2 Formulare zur Planung eines strukturierten Eßtags
- „Der Fettdetektiv"
- „das Neinsagerspiel"
- ein Schmierblatt
- „Das Stoppschild"
- Hausaufgabenblatt
- Übersicht über die zur nächsten Sitzung mitzubringenden Materialien

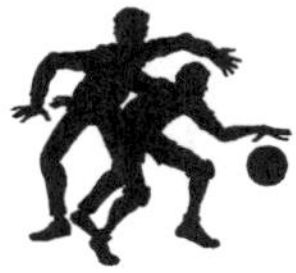

Übersichtskalender zum Eintragen der fünf mal zehn Minuten zusätzlicher Bewegung

Wochentag	zusätzliche Bewegung	Was hast Du genau gemacht?
Montag	ja/nein	
Dienstag	ja/nein	
Mittwoch	ja/nein	
Donnerstag	ja/nein	
Freitag	ja/nein	
Samstag	ja/nein	
Sonntag	ja/nein	

Eßregeln

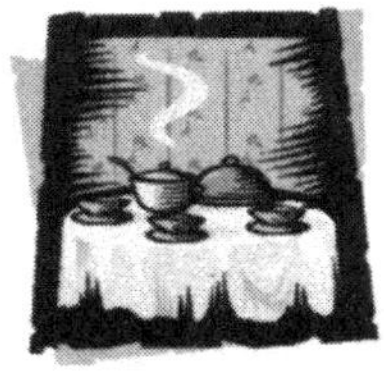

1. Versuche, pro Tag mindestens fünf kleine Mahlzeiten, d.h. drei kleine Hauptmahlzeiten und zwei Zwischenmahlzeiten, zu essen.

1. Tag	2. Tag	3. Tag	4. Tag	5. Tag	6. Tag	7. Tag

2. Versuche, zu Hause immer an einem festen Ort zu essen.

1. Tag	2. Tag	3. Tag	4. Tag	5. Tag	6. Tag	7. Tag

3. Versuche, neben dem Essen nichts anderes zu tun (z.B. fernsehen, lesen).

1. Tag	2. Tag	3. Tag	4. Tag	5. Tag	6. Tag	7. Tag

4. Lege Dir immer nur eine kleine Portion auf den Teller.

1. Tag	2. Tag	3. Tag	4. Tag	5. Tag	6. Tag	7. Tag

5. Bemühe Dich, gut zu kauen und langsam zu essen.

1. Tag	2. Tag	3. Tag	4. Tag	5. Tag	6. Tag	7. Tag

6. Frage dich vor jedem Nachschöpfen, ob Du noch hungrig bist.

1. Tag	2. Tag	3. Tag	4. Tag	5. Tag	6. Tag	7. Tag

7. Versuche, wenigstens einmal pro Tag mit der ganzen Familie zu essen.

1. Tag	2. Tag	3. Tag	4. Tag	5. Tag	6. Tag	7. Tag

8. Versuche, Langeweile, Ärger, Freude oder Trauer nicht mit Essen zu beantworten.

1. Tag	2. Tag	3. Tag	4. Tag	5. Tag	6. Tag	7. Tag

9. Bemühe Dich, nicht heimlich zu essen.

1. Tag	2. Tag	3. Tag	4. Tag	5. Tag	6. Tag	7. Tag

Formular zur Planung eines strukturierten Eßtages

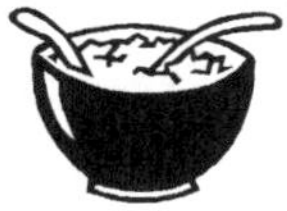

Mahlzeit	Was hast Du gegessen?	Obst	Salat oder Gemüse	Milch-produkt	Voll-korn
Frühstück		ja ❐ nein ❐	ja ❐ nein ❐	ja ❐ nein ❐	ja ❐ nein ❐
Vormittags		ja ❐ nein ❐	ja ❐ nein ❐	ja ❐ nein ❐	ja ❐ nein ❐
Mittagessen		ja ❐ nein ❐	ja ❐ nein ❐	ja ❐ nein ❐	ja ❐ nein ❐
Nachmittags		ja ❐ nein ❐	ja ❐ nein ❐	ja ❐ nein ❐	ja ❐ nein ❐
Abendbrot		ja ❐ nein ❐	ja ❐ nein ❐	ja ❐ nein ❐	ja ❐ nein ❐

Formular zur Planung eines strukturierten Eßtages

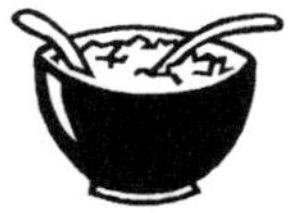

Mahlzeit	Was hast Du gegessen?	Obst	Salat oder Gemüse	Milch-produkt	Voll-korn
Frühstück		ja ❒ nein ❒	ja ❒ nein ❒	ja ❒ nein ❒	ja ❒ nein ❒
Vormittags		ja ❒ nein ❒	ja ❒ nein ❒	ja ❒ nein ❒	ja ❒ nein ❒
Mittagessen		ja ❒ nein ❒	ja ❒ nein ❒	ja ❒ nein ❒	ja ❒ nein ❒
Nachmittags		ja ❒ nein ❒	ja ❒ nein ❒	ja ❒ nein ❒	ja ❒ nein ❒
Abendbrot		ja ❒ nein ❒	ja ❒ nein ❒	ja ❒ nein ❒	ja ❒ nein ❒

Der Fettdetektiv

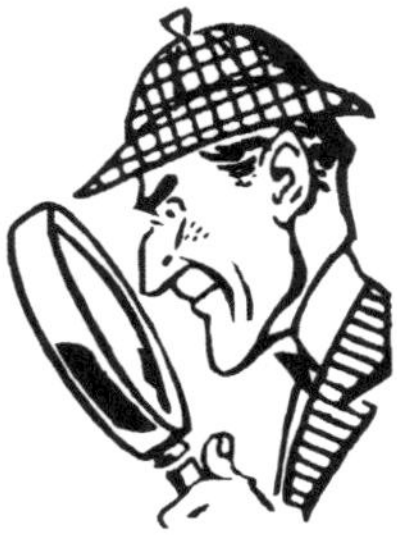

Nahrungsmittel	geschätzter Fettgehalt	tatsächlicher Fettgehalt
1 Portion Pommes Frites		
1 Tafel Schokolade		
1 Tafel Kinderschokolade		
1 Glas Nutella		
100 Gramm Kinder Happy Hippo Snack		
100 Gramm Salami		
100 Gramm Mettwurst		
1 Bratwurst		

Das Neinsager-Spiel

darauf sollst Du achten:

- Stelle direkten Blickkontakt her.
- Sprich mit fester Stimme.
- Erkenne das Nahrungsangebot an, sage aber klar und deutlich, daß Du nichts essen möchtest, weil Du keinen Hunger hast. Z.B: „Ich finde es nett von Dir, daß Du extra einen Kuchen mitgebracht hast, aber ich möchte jetzt nichts essen, weil ich nicht hungrig bin".
- Laß Dich nicht auf lange Diskussionen ein, sondern wiederhole, wenn nötig: „nein danke, ich bin wirklich nicht hungrig".
- Bleibe auf jeden Fall höflich, auch wenn der andere versucht, Dich unter Druck zu setzen.

Schmierblatt

Das Stoppschild

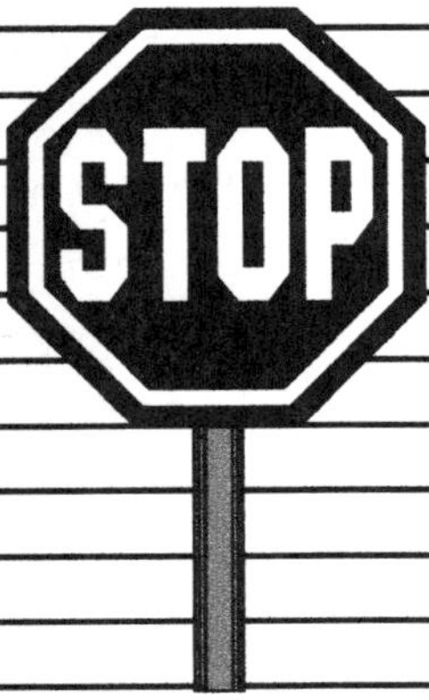

Das sind Deine Hausaufgaben zur nächsten Sitzung:

- bewege Dich weiterhin fünf Mal zusätzlich für zehn Minuten und trage die zusätzliche Bewegung in den Übersichtskalender ein

- führe den strukturierten Eßtag, den Du in der letzten Woche geplant hast, an einem beliebigen Tag in der kommenden Woche durch und trage auf dem entsprechenden Formular von Sitzung 4 ein, inwieweit Du die geplanten Mahlzeiten eingehalten hast

- plane zwei weitere strukturierte Eßtage

- sammle Streichhölzer für gegessene Süßigkeiten, halte die Streichholzmenge, die Du festgelegt hast, ein

- versuche, die Ernährungsregeln einzuhalten (klebe Punkte neben die Regeln, die Du eingehalten hast), versuche, die Ernährungsregel, die Du bislang am seltensten befolgt hast, mindestens 4x einzuhalten. Kennzeichne diese Regel auf Deinem Blatt.

- <u>versuche, Hunger- und Sättigungssignale wahrzunehmen und sie zu beachten:</u>

- wenn Du Hunger hast, dann iß etwas

- wenn Du satt bist, dann hör auf zu essen, auch wenn Du noch etwas auf dem Teller hast

- wenn Du keinen Hunger hast, dann iß auch nichts, auch wenn Ihr etwas Leckeres im Haus habt oder Dir langweilig ist (benutze dann die Anti- Langeweile-Box)

Das sollst Du zur nächsten Sitzung mitbringen

- Deine Mappe mit den Trainingsmaterialien

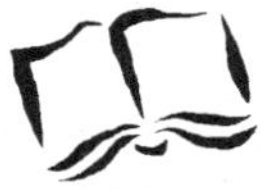

- Deine Bonuspunkt-Liste

- Die ausgefüllten Kalender für die Zusatzbewegung

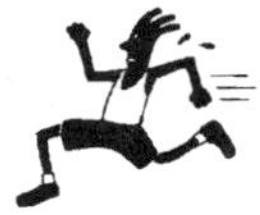

- Die ausgefüllten Formulare zur Planung der beiden strukturierten Eßtage

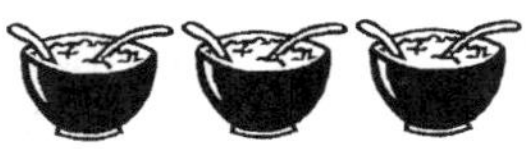

- Die Tüte mit den Streichhölzern

- Das Blatt mit den Ernährungsregeln und den aufgeklebten Punkten

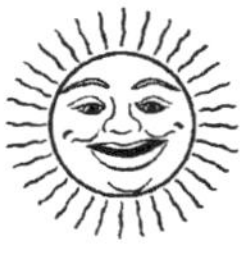

Sitzung 6: Zuckerdetektiv, Anti-Hänsel-Spiel

Überblick

Ziele

- Wiederholung des Ernährungswissens
- Vermittlung eines Überblicks über den Zuckergehalt verschiedener Nahrungsmittel
- Stärkung des Selbstbewusstseins durch Förderung der Kompetenz zum adäquaten Umgang mit Hänseleien

Ablauf der Sitzung

1. Stimmungsbarometer
2. Extrinsische Verstärkung für die Erledigung der Hausaufgaben
3. Plenum: Besprechung der Hausaufgaben
4. Bewegungsspiel: Staffel mit Kommunikationsspiel
5. Wiederholung: Das Ernährungshaus
6. Informationsbaustein: Zuckerdetektiv
7. Interaktionsübung: Anti-Hänsel-Spiel
8. Interaktionsübung: Symptom verkaufen
9. Bewegungsspiel: verschiedene Laufarten im Kreis
10. Hausaufgabe
    - weiterhin 5mal pro Woche bewegen (und protokollieren)
    - drei strukturierte Esstage planen
    - die beiden in der letzten Woche geplanten strukturierten Esstage an zwei beliebigen Tagen in der kommenden Woche durchführen, auf den entsprechenden Formularen von Sitzung 5 eintragen, inwieweit die geplanten Mahlzeiten eingehalten wurden
    - Streichholzspiel mit selbstauferlegter, aber freier Mengenbegrenzung
    - versuchen, Ernährungsregeln einzuhalten (Punkte aufkleben), eine Essregel, die noch Probleme macht (eine andere als in der letzten Woche), kennzeichnen und mindestens 4mal einzuhalten versuchen
    - versuchen, Hunger- und Sättigungssignale wahrzunehmen und zu beachten
11. Stimmungsbarometer und Rückmelderunde
12. Verteilung von Bonuspunkten für Mitarbeit während der Sitzung

Vorbereitung und Materialien

Trainingsmaterialien (Übersichtskalender zum Eintragen der zusätzlichen Bewegung, Merkblatt „Essregeln“, drei Formulare zur Planung strukturierter Esstage, Blatt „Der Zuckerdetektiv“, Merkbaltt „Umgang mit Hänseleien“, Hausaufgaben-Blatt, Übersicht über die zur nächsten Sitzung mitzubringenden Materialien), Smileys, Aufkleber, Schlüsselanhänger, Stofftiere und Kinogutscheine als extrinsische Verstärkung für die Erledigung der Hausaufgaben, Flip-Chart, Klebepunkte, Streichhölzer, Tüten zum Sammeln der Streichhölzer, leere Streichholzschachteln, Staffelhölzer, Karteikarten mit aufgeschriebenen Wörtern, Stoppuhr, Blatt „Wiederholungsspiel: Das Ernährungshaus“, farbige Stempel (rot, gelb, grün), Nahrungsmittel für das Spiel „Zuckerdetektiv“, Zuckerstückchen.

Therapeutisches Vorgehen

1. Stimmungsbarometer

2. Extrinsische Verstärkung für die Erledigung der Hausaufgaben

Die Trainer lassen sich die Hausaufgaben (Übersichtskalender zum Eintragen der Zusatzbewegung, das Formular mit den Ernährungsregeln, die Tüten mit den Streichhölzern, die beiden Formulare mit den geplanten strukturierten Esstagen) zeigen, sprechen die Übersichtskalender zum Eintragen der Zusatzbewegung mit jedem Teilnehmer kurz durch und kleben die entsprechende Anzahl von Smileys in die Bonuspunktlisten der Teilnehmer. Anschließend besteht die Möglichkeit, Smileys gegen materielle Verstärker einzutauschen.

Die Trainer verteilen die Trainingsmaterialien für diese Sitzung, die die Kinder in ihre Trainingsmappen legen sollen.

3. Plenum: Besprechung der Hausaufgaben

Der in der vorletzten Woche geplante strukturierte Esstag sollte in der vergangenen Woche durchgeführt werden. In einer kurzen Runde haben die Kinder die Möglichkeit, ihre Erfahrungen auszutauschen, insbesondere, ob es ihnen gelungen ist, bzw. wie schwer oder leicht es ihnen gefallen ist, sich an die Vorgaben zu halten, mit welchen Problemen sie zu kämpfen hatten usw. Anschließend gehen die Trainer die in der vergangenen Woche geplanten strukturierten Esstage mit jedem Kind einzeln gemäß den Vorgaben durch und unterbreiten ggf. Verbesserungsvorschläge. In der kommenden Woche sollen die Kinder die beiden geplanten strukturierten Esstage an zwei beliebigen Tagen durchführen und drei weitere strukturierte Esstage planen. Entsprechende Formulare liegen den Trainingsmaterialien für diese Sitzung bei.

In einer kurzen Runde sollen die Kinder nun berichten, ob sie die von ihnen festgelegte Streichholzmenge eingehalten haben, ob es ihnen schwer oder leicht fiel und welche Probleme aufgetreten sind. Anschließend legt jedes Kind die

Anzahl seiner Streichhölzer für die kommende Woche fest und kann sie bei den Trainern abholen.

Die Kinder diskutieren nun, welche Erfahrungen sie bei dem Versuch, die Essregeln einzuhalten, gemacht haben. Insbesondere interessiert hier, inwieweit sich das Essverhalten in den letzten Wochen verändert hat. Außerdem wird erfragt, welche Regeln den Kindern noch die meisten Probleme bereiten. Die Kinder sollen sagen, warum die Einhaltung dieser Regeln ihnen so schwer fällt und was ihnen deren Befolgung erleichtern könnte. Zum Schluss wird darüber gesprochen, ob die Kinder es geschafft haben, die Regel, die ihnen am meisten Schwierigkeiten bereitet hatte, mindestens 4mal zu beachten, und welche Erfahrungen sie dabei gemacht haben. Hierbei aufgetretene Probleme und Lösungsmöglichkeiten werden zusammengetragen.

Zur nächsten Sitzung sollen die Kinder weiter versuchen, die Essregeln zu befolgen und sich eine andere Regel, die ihnen noch Probleme macht, aussuchen, diese kennzeichnen und mindestens 4mal beachten.

Der letzte Teil der Hausaufgabe bestand darin, Hunger- und Sättigungssignale zu beachten. Es wird kurz besprochen, wie die Kinder mit dieser Aufgabe klargekommen sind und ob sich gegenüber der vergangenen Woche Veränderungen ergeben haben, z. B. dergestalt, dass sie die internen Signale jetzt sensibler wahrnehmen oder besser in der Lage sind, sich nach ihnen zu richten. Eventuelle Probleme werden besprochen und Lösungsmöglichkeiten gesammelt. Auch in der kommenden Woche sollen die Kinder versuchen, Hunger- und Sättigungssignale zu beachten.

4. Bewegungsspiel: Staffel mit Kommunikationsspiel

Es werden zwei Teams gebildet. Team 1 beginnt. Ein Kind rennt zum anderen Ende des Raumes, wo zwei Karteikärtchen liegen, auf denen jeweils ein Wort steht. Das Kind soll die beiden Wörter vorlesen und einen Satz bilden, in dem diese vorkommen. Anschließend rennt das Kind so schnell wie möglich zu seinen Teamkameraden zurück und das nächste Kind aus der Gruppe ist an der Reihe. Das Spiel geht weiter, bis jedes Kind aus Team 1 zweimal gelaufen ist. Anschließend ist Team 2 an der Reihe. Die Trainer stoppen die Zeiten, das Team mit der besseren Zeit gewinnt.

5. Wiederholung: Das Ernährungshaus

Die Kinder teilen sich in zwei Mannschaften auf. Jede Mannschaft erhält eine Liste mit Nahrungsmitteln (siehe Anhang) und drei farbige Stempel (rot, gelb, grün). Mit Hilfe der Stempel soll gekennzeichnet werden, welchem Ampelbereich die jeweiligen Nahrungsmittel zugeordnet sind. Die Kinder, die eine Mannschaft bilden, sollen bei der Lösungsfindung zusammenarbeiten.

Anschließend werden die Lösungen vorgestellt und diskutiert. Für jede richtige Zuordnung gibt es einen Punkt, das Team mit den meisten Punkten hat gewonnen.

6. Informationsbaustein: Zuckerdetektiv

Zuckerhaltige Speisen werden von den meisten Kindern gern gegessen. Allerdings ist häufig gar nicht bekannt, in welchen Nahrungsmitteln viel Zucker enthalten ist. Die Trainer sollten noch einmal darauf hinweisen, dass diese Nahrungsmittel dem roten Ampelbereich zugeordnet sind, d.h. sie sollten nur in geringen Mengen gegessen werden. Die Kinder brauchen aber auf keinen Fall ganz auf sie zu verzichten, es ist nämlich sehr wichtig, dass man sich ab und zu etwas gönnt. Sie sollen diese Speisen jedoch ganz bewusst genießen, dann brauchen sie auch nicht so viel davon zu essen.

Die Teilnehmer spielen jetzt Zuckerdetektiv, indem sie zu errraten versuchen, wie vielen Zuckerstücken der Zuckergehalt folgender Nahrungsmittel entspricht:
- ein Glas Nutella: 75
- ein Glas Marmelade: 40
- eine Milchschnitte: 4
- ein Becher Monte Kinderjoghurt: 6
- eine Tafel Schokolade (100 g): 17
- eine Tafel Kinderschokolade: 18
- ein Schokoriegel (z.B. Mars): 16
- ein Bonbon: 2
- eine Flasche Ketchup: 39
- ein Tetrapack Multi-Vitamin-Nektar: 8
- eine Flasche Limo: 34
- eine Dose Cola (0,33): 12

Die Nahrungsmittel werden in einer Reihe aufgestellt. Jeder Teilnehmer nennt seine Schätzung und notiert sie auf dem Blatt „Der Zuckerdetektiv“, das den Trainingsmaterialien beiliegt. Anschließend werden die richtigen Ergebnisse vorgestellt und durch Aufeinanderstapeln der entsprechenden Anzahl von Zuckerstücken veranschaulicht. Die tatsächliche Anzahl von Zuckerstücken wird ebenfalls auf dem Blatt „Der Zuckerdetektiv“ eintragen.

7. Interaktionsübung: Anti-Hänsel-Spiel

So ziemlich jedes übergewichtige Kind kann Situationen nennen, in denen es schon einmal wegen seiner Figur gehänselt wurde. Durch diesen Baustein lernen die Kinder Techniken des Umgangs mit Hänseleien, die sie anschließend in Rollenspielen erproben und einüben können.

Die Trainer könnten den Baustein folgendermaßen anleiten:

Leider ist es wohl jedem von uns schon einmal passiert, dass er von anderen gehänselt wurde. Wer von euch kann Situationen nennen, in denen er wegen seines Gewichts beschimpft oder geärgert wurde?

Die Kinder haben Gelegenheit, ihre Erfahrungen auszutauschen. Die Trainer stellen folgende Fragen:

- *Was ist genau passiert?*
- *Wie hast du dich in dieser Sitaution verhalten?*
- *Welche Konsequenzen hatte deine Reaktion?*
- *Wie hast du dich genau gefühlt?*
- *Wer von euch hat schon einmal Ähnliches erlebt?*

Wie Ihr seht, steht Ihr mit Euren Erfahrungen nicht allein da. So ziemlich jeder von euch ist schon wegen seines Gewichts gehänselt worden. Aber auch Kinder, die kein Übergewicht haben, werden manchmal von anderen geärgert. Meistens sind das Kinder, die irgendwelche Auffälligkeiten besitzen, wie z. B. Leberflecken oder eine bestimmte Art von Kleidung. Warum glaubt Ihr, haben manche Kinder Spaß daran, andere zu hänseln?

Es folgt eine kurze Runde, in der erarbeitet werden soll, dass Kinder andere hänseln, weil sie sich dadurch stärker fühlen, und dass sie sich v. a. solche Kinder aussuchen, von denen sie glauben, dass sie sich nicht wehren können und dass sie sich über die Hänseleien ärgern werden.

Im Anschluss daran wird in der Gruppe diskutiert, wie die Kinder reagieren können, wenn sie von anderen geärgert werden, und welche Möglichkeiten sie haben, sich zu wehren.

Verschiedene Reaktionsmöglichkeiten werden gesammelt und dahingehend diskutiert, ob sie angemessen sind und die gewünschten Konsequenzen (nicht mehr gehänselt werden) nach sich ziehen. Die besten und wichtigsten Reaktionen werden am Flip-Chart gesammelt. Danach gehen die Trainer mit den Kindern das Blatt „Umgang mit Hänseleien", das den Trainingsmaterialien beiliegt, durch. Dort sind noch einmal beispielhaft einige Reaktionsmöglichkeiten zusammengefasst. Außerdem ist dort Raum, wo jedes Kind eigene Varianten, die ihm persönlich besonders liegen, notieren kann.

In Rollenspielen sollen die erarbeiteten Verhaltensweisen geübt werden. Das Kind, das gehänselt wird, hat dabei die Möglichkeit, durch Heben des rechten Arms das Rollenspiel zu unterbrechen und sich mit den anderen Kindern zu besprechen. Anschließend wird die betreffende Sequenz wiederholt. Die Trainer sollten dafür sorgen, dass derjenige, der gehänselt wird, die Situation am Ende erfolgreich meistert.

Jedes Rollenspiel wird kurz nachbesprochen:
- Wie hat sich der Gehänselte gewehrt?
- Wie wirkungsvoll war seine Strategie?
- Wie haben sich die Akteure gefühlt?

8. Interaktionsübung: Symptom verkaufen

Dieser Baustein soll dazu beitragen, dass die Kinder lernen, ihren Körper besser zu akzeptieren. Wurden von der Umwelt bislang die negativen Seiten des Dickseins in den Vordergrund gestellt, so sollen die Kinder durch diese Übung erfahren, dass es auch Vorteile haben kann, schwer zu sein.

Wenn euch jemand fragen würde, welche Nachteile es hat, schwerer zu sein als andere, würde euch bestimmt sofort eine ganze Menge einfallen. Vielleicht seid Ihr erstaunt, wenn ich euch jetzt sage, dass Dicksein auch Vorteile haben kann.
Ich möchte gerne mit euch ein Spiel spielen: Stellt euch vor, Ihr seid auf dem Jahrmarkt. Einer von euch steht in einer der Buden. Er ist Schausteller und hat die Aufgabe, sein Übergewicht anzupreisen. Er soll die Vorteile nennen, die es hat, übergewichtig zu sein, damit die anderen das Übergewicht auch kaufen. Ich brauche jetzt einen Freiwilligen, der bereit ist, sein Übergewicht anzupreisen.

Sollte sich kein Kind bereit erklären, kann das Spiel auch dahingehend umgewandelt werden, dass die Kinder der Reihe nach nach vorne kommen und einen Vorteil des Schwerseins anpreisen.

Anschließend werden weitere Vorteile ergänzt (z.B. stärker sein, sich nicht so leicht wehtun, viel essen können, nicht so leicht frieren, manche Opernsänger sind dick, dicke Menschen sind gemütlicher, einigen gefallen dicke Leute ...).

9. Bewegungsspiel: Verschiedene Laufarten im Kreis

Die Kinder laufen im Kreis. Jeweils ein Kind macht eine Laufart (z.B. springen, auf einem Bein hüpfen etc.) vor, die die anderen Kinder nachmachen müssen. Nach einiger Zeit darf ein anderes Kind eine Laufart vormachen, die dann von den anderen Kindern imitiert wird. Das Spiel ist beendet, wenn jedes Kind einmal an der Reihe war.

10. Hausaufgabe

- weiterhin 5mal pro Woche bewegen (und protokollieren)
- drei strukturierte Esstage planen
- die beiden in der letzten Woche geplanten strukturierten Esstage an zwei beliebigen Tagen in der kommenden Woche durchführen, auf den entsprechenden Formularen von Sitzung 5 eintragen, inwieweit die geplanten Mahlzeiten eingehalten wurden
- Streichholzspiel mit selbstauferlegter, aber freier Mengenbegrenzung
- versuchen, Ernährungsregeln einzuhalten (Punkte aufkleben), eine Essregel, die noch Probleme macht (eine andere als in der letzten Woche), kennzeichnen und mindestens 4mal einzuhalten versuchen
- versuchen, Hunger- und Sättigungssignale wahrzunehmen und zu beachten

11. Stimmungsbarometer und Rückmelderunde

12. Verteilung von Bonuspunkten für Mitarbeit während der Sitzung

Mögliche Schwierigkeiten

Ein Kind stellt die strukturierten Esstage als eintönig dar. Häufig haben die Kinder Schwierigkeiten, die verschiedenen strukturierten Esstage abwechslungsreich zu gestalten und beklagen sich darüber, dass diese sich untereinander kaum unterscheiden. Die Trainer sollten, um dem zu entgegnen, die Teilnehmer bitten, möglichst viele Lebensmittel zu nennen, die den vier Nahrungsmittelgruppen (Obst, Gemüse, Vollkorn- und Milchprodukte) zugeordnet werden können. Außerdem können sie die verschiedenen Zubereitungsformen für die genannten Speisen sammeln lassen, sodass deutlich wird, dass innerhalb der Vorgaben strukturierter Esstage genügend Variationsmöglichkeit besteht, um mehrere dieser Tage zu planen.

Den Kindern fallen keine Vorteile des Schwerseins ein. Beim Spiel „Symptom verkaufen" treten häufig Anfangsschwierigkeiten auf, die sich darin äußern, dass den Kindern keine Vorteile des Schwerseins einfallen. Die Trainer sollten in diesem Fall anfänglich Hilfestellungen geben. Sind erst einmal die ersten Vorteile genannt worden, fallen den Kindern erfahrungsgemäß weitere ein.

Die Rollenspiele werden stark übertrieben. Beim Anti-Hänsel-Spiel kann es passieren, dass das hänselnde Kind stark übertreibt und dem „Gehänselten" kaum eine Chance lässt. Von der Möglichkeit, die Übung durch Handzeichen zu unterbrechen, wird im Eifer des Gefechts oft kein Gebrauch gemacht. Die Trainer sollten nicht zu früh eingreifen, um dem Kind, das den Gehänselten spielt, die Möglichkeit zu geben, die Situation alleine zu meistern. Ist aber abzusehen, dass dies nicht gelingt, ist das Spiel sofort zu unterbrechen, um gemeinsam zu erarbeiten, wie sich das Kind, das gehänselt wurde, am besten wehren kann. Ggf. sollten die Trainer das hänselnde Kind bitten, es seinem Mitspieler nicht ganz so schwer zu machen.

Anhang Sitzung 6

Wiederholungsspiel: Das Ernährungshaus

Nahrungsmittel	zugeordneter Ampelbereich	tatsächlicher Ampelbereich	Punkte
Müsliriegel			
Käse			
Magerquark			
Leberwurst			
gedünsteter Fisch			
Pommes			
Brezeln			
Limo			
Apfelsaftschorle			
Kartoffeln			
Eier			
Nutella			
Vollkornbrot			
Sahnejoghurt			
Torte			

Inhalt der Trainingsmappen Sitzung 6

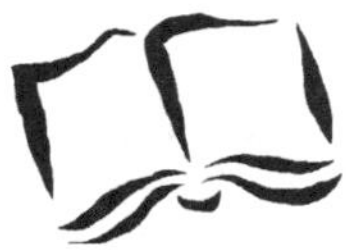

- Übersichtskalender zum Eintragen der zusätzlichen Bewegung
- Merkblatt „Eßregeln“
- drei Formulare zur Planung strukturierter Eßtage
- Blatt „Der Zuckerdetektiv“
- Merkblatt „Umgang mit Hänseleien“
- Hausaufgabenblatt
- Übersicht über die zur nächsten Sitzung mitzubringenden Materialien

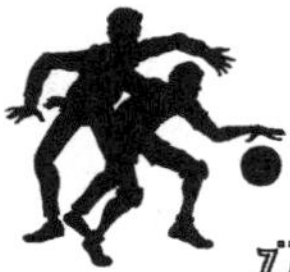

Übersichtskalender zum Eintragen der fünf mal zehn Minuten zusätzlicher Bewegung

Wochentag	zusätzliche Bewegung	Was hast Du genau gemacht?
Montag	ja/nein	
Dienstag	ja/nein	
Mittwoch	ja/nein	
Donnerstag	ja/nein	
Freitag	ja/nein	
Samstag	ja/nein	
Sonntag	ja/nein	

Eßregeln

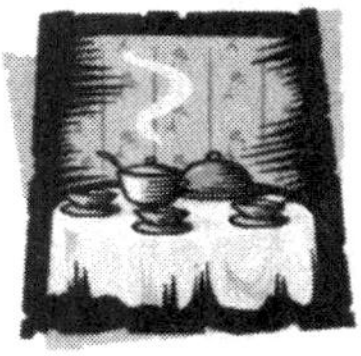

1. Versuche, pro Tag mindestens fünf kleine Mahlzeiten, d.h. drei kleine Hauptmahlzeiten und zwei Zwischenmahlzeiten, zu essen.

1. Tag	2. Tag	3. Tag	4. Tag	5. Tag	6. Tag	7. Tag

2. Versuche, zu Hause immer an einem festen Ort zu essen.

1. Tag	2. Tag	3. Tag	4. Tag	5. Tag	6. Tag	7. Tag

3. Versuche, neben dem Essen nichts anderes zu tun (z.B. fernsehen, lesen).

1. Tag	2. Tag	3. Tag	4. Tag	5. Tag	6. Tag	7. Tag

4. Lege Dir immer nur eine kleine Portion auf den Teller.

1. Tag	2. Tag	3. Tag	4. Tag	5. Tag	6. Tag	7. Tag

5. Bemühe Dich, gut zu kauen und langsam zu essen.

1. Tag	2. Tag	3. Tag	4. Tag	5. Tag	6. Tag	7. Tag

6. Frage dich vor jedem Nachschöpfen, ob Du noch hungrig bist.

1. Tag	2. Tag	3. Tag	4. Tag	5. Tag	6. Tag	7. Tag

7. Versuche, wenigstens einmal pro Tag mit der ganzen Familie zu essen.

1. Tag	2. Tag	3. Tag	4. Tag	5. Tag	6. Tag	7. Tag

8. Versuche, Langeweile, Ärger, Freude oder Trauer nicht mit Essen zu beantworten.

1. Tag	2. Tag	3. Tag	4. Tag	5. Tag	6. Tag	7. Tag

9. Bemühe Dich, nicht heimlich zu essen.

1. Tag	2. Tag	3. Tag	4. Tag	5. Tag	6. Tag	7. Tag

Formular zur Planung eines strukturierten Eßtages

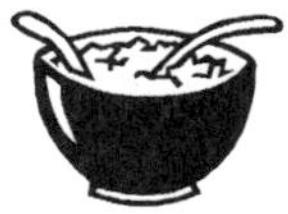

Mahlzeit	Was hast Du gegessen?	Obst	Salat oder Gemüse	Milch-produkt	Voll-korn
Frühstück		ja ❐ nein ❐	ja ❐ nein ❐	ja ❐ nein ❐	ja ❐ nein ❐
Vormittags		ja ❐ nein ❐	ja ❐ nein ❐	ja ❐ nein ❐	ja ❐ nein ❐
Mittagessen		ja ❐ nein ❐	ja ❐ nein ❐	ja ❐ nein ❐	ja ❐ nein ❐
Nachmittags		ja ❐ nein ❐	ja ❐ nein ❐	ja ❐ nein ❐	ja ❐ nein ❐
Abendbrot		ja ❐ nein ❐	ja ❐ nein ❐	ja ❐ nein ❐	ja ❐ nein ❐

Formular zur Planung eines strukturierten Eßtages

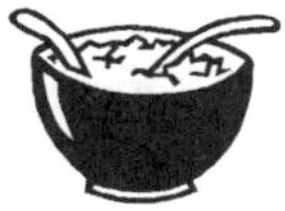

Mahlzeit	Was hast Du gegessen?	Obst	Salat oder Gemüse	Milch-produkt	Voll-korn
Frühstück		ja ❒ nein ❒	ja ❒ nein ❒	ja ❒ nein ❒	ja ❒ nein ❒
Vormittags		ja ❒ nein ❒	ja ❒ nein ❒	ja ❒ nein ❒	ja ❒ nein ❒
Mittagessen		ja ❒ nein ❒	ja ❒ nein ❒	ja ❒ nein ❒	ja ❒ nein ❒
Nachmittags		ja ❒ nein ❒	ja ❒ nein ❒	ja ❒ nein ❒	ja ❒ nein ❒
Abendbrot		ja ❒ nein ❒	ja ❒ nein ❒	ja ❒ nein ❒	ja ❒ nein ❒

Formular zur Planung eines strukturierten Eßtages

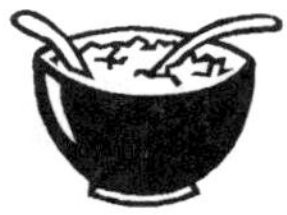

Mahlzeit	Was hast Du gegessen?	Obst	Salat oder Gemüse	Milch-produkt	Voll-korn
Frühstück		ja ❐ nein ❐	ja ❐ nein ❐	ja ❐ nein ❐	ja ❐ nein ❐
Vormittags		ja ❐ nein ❐	ja ❐ nein ❐	ja ❐ nein ❐	ja ❐ nein ❐
Mittagessen		ja ❐ nein ❐	ja ❐ nein ❐	ja ❐ nein ❐	ja ❐ nein ❐
Nachmittags		ja ❐ nein ❐	ja ❐ nein ❐	ja ❐ nein ❐	ja ❐ nein ❐
Abendbrot		ja ❐ nein ❐	ja ❐ nein ❐	ja ❐ nein ❐	ja ❐ nein ❐

Der Zuckerdetektiv

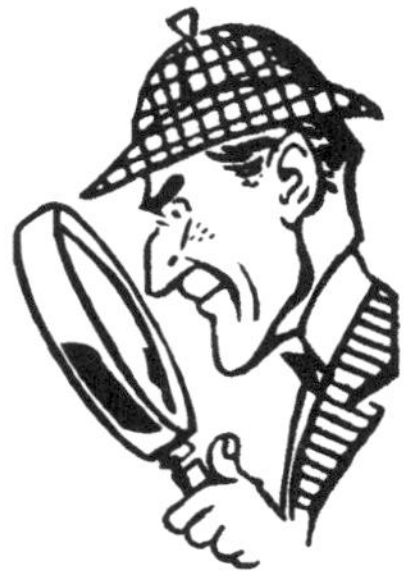

Nahrungsmittel	geschätzte Anzahl von Zuckerstücken	tatsächliche Anzahl von Zuckerstücken
1 Glas Nutella		
1 Glas Marmelade		
1 Milchschnitte		
1 Becher Monte-Kinderjoghurt		
1 Tafel Schokolade		
1 Tafel Kinderschokolade		
1 Schokoriegel		
1 Bonbon		
1 Flasche Ketchup		
1 Tetrapack Multivitamin-Nektar		
1 Flasche Limo		
1 Dose Cola		

Umgang mit Hänseleien

- Wenn Du mich ärgern willst, mußt Du Dir schon etwas Besseres einfallen lassen.
- Du willst bestimmt, daß ich mich jetzt ärgere. Den Gefallen tue ich Dir aber nicht.
- Kannst Du Dir nicht mal was Neues einfallen lassen? Es wird nämlich langsam langweilig.
- Ich bin dick, Du bist dumm. Ich kann abnehmen, was machst Du?
- Aha. Du suchst mal wieder jemanden, an dem Du Deinen Frust ablassen kannst. Tut mir leid, bei mir funktioniert das nicht. Such Dir doch jemand anders.
- Stell Dir mal vor, jemand würde ständig auf Dir rumhacken. Würdest Du das toll finden? Also warum machst Du das bei mir?
- Wenn Du mich nicht gleich in Ruhe lässt, setzte ich mich auf Dich, und dann bist Du platt.

Das sind Deine Hausaufgaben zur nächsten Sitzung

- bewege Dich weiterhin fünf Mal zusätzlich für zehn Minuten und trage die zusätzliche Bewegung in den Übersichtskalender ein

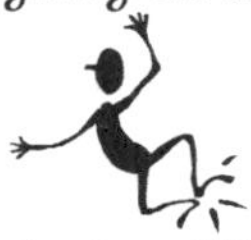

- führe die beiden strukturierten Eßtage, den Du in der letzten Woche geplant hast, an zwei beliebigen Tagen in der kommenden Woche durch und trage auf den entsprechenden Formularen von Sitzung 5 ein, inwieweit Du die geplanten Mahlzeiten eingehalten hast.

- plane drei weitere strukturierte Eßtage

- sammle Streichhölzer für gegessene Süßigkeiten,
  halte die Streichholzmenge, die Du festgelegt hast, ein

- versuche, die Ernährungsregeln einzuhalten (klebe Punkte neben die Regeln, die Du eingehalten hast). Suche Dir eine Regel, die Dir noch Probleme macht (eine andere als in der letzten Woche), aus und versuche, sie mindestens 4x einzuhalten. Kennzeichne diese Regel auf Deinem Blatt.

- versuche, Hunger- und Sättigungssignale wahrzunehmen und sie zu beachten:

- wenn Du Hunger hast, dann iß etwas

- wenn Du satt bist, dann hör auf zu essen, auch wenn Du noch etwas auf dem Teller hast

- wenn Du keinen Hunger hast, dann iß auch nichts, auch wenn Ihr etwas Leckeres im Haus habt oder Dir langweilig ist (benutze dann die Anti- Langeweile-Box)

Das sollst Du zur nächsten Sitzung mitbringen

Deine Mappe mit den Trainingsmaterialien

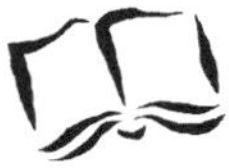

- Deine Bonuspunkt-Liste

- Die ausgefüllten Kalender für die Zusatzbewegung

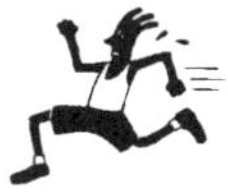

- Die ausgefüllten Formulare zur Planung der drei strukturierten Eßtage

- Die Tüte mit den Streichhölzern

- Das Blatt mit den Ernährungsregeln und den aufgeklebten Punkten

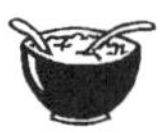

Sitzung 7: Körperbezogene Übungen, Selbstwert und Umgang mit negativen Gefühlen

Überblick

Ziele

- Vermittlung eines positiven Körpergefühls
- Steigerung des Selbstwertgefühls
- Erhöhung des Bewusstseins für die individuellen Auslöser der Nahrungsaufnahme
- Aufbau alternativer Verhaltensweisen
- Erarbeitung von Möglichkeiten des Umgangs mit negativen Gefühlszuständen

Ablauf der Sitzung

1. Stimmungsbarometer
2. Extrinsische Verstärkung für die Erledigung der Hausaufgaben
3. Plenum: Besprechung der Hausaufgaben
4. Bewegungsspiel: Luftballon-Staffel
5. Körperübung: Schönwettermassage
6. Diskussionsrunde: Gefühle und Essen
7. Übung zum Selbstkonzept: positive Eigenschaften
8. Bewegungsspiel: Luftballon-Staffel 2
9. Hausaufgabe
   - weiterhin 5mal pro Woche bewegen (und protokollieren)
   - drei strukturierte Esstage planen
   - die drei in der letzten Woche geplanten strukturierten Esstage an drei beliebigen Tagen in der kommenden Woche durchführen, auf den entsprechenden Formularen von Sitzung 6 eintragen, inwieweit die geplanten Mahlzeiten eingehalten wurden
   - Streichholzspiel mit selbstauferlegter, aber freier Mengenbegrenzung
   - versuchen, Ernährungsregeln einzuhalten (Punkte aufkleben), eine Essregel, die noch Probleme macht (eine andere als in den letzten beiden Wochen), kennzeichnen und mindestens 4mal einzuhalten versuchen
   - versuchen, Hunger- und Sättigungssignale wahrzunehmen und zu beachten
10. Stimmungsbarometer und Rückmelderunde
11. Verteilung von Bonuspunkten für Mitarbeit während der Sitzung

Vorbereitung und Materialien

Trainingsmaterialien (Übersichtskalender zum Eintragen der zusätzlichen Bewegung, Merkblatt „Essregeln“, drei Formulare zur Planung strukturierter Esstage, Arbeitsblatt „Umgang mit Ärger“, Merkblatt „Umgang mit Ärger“, Blatt „Eigenschaften von Personen“ – „Meine Stärken“, Blatt „Ich mag an ________ …“, Hausaufgaben-Blatt, Übersicht über die zur nächsten Sitzung mitzubringenden Materialien), Smileys, Aufkleber, Schlüsselanhänger, Stofftiere und Kinogutscheine als extrinsische Verstärkung für die Erledigung der Hausaufgaben, Luftballons, Flip-Chart, Klebepunkte, Streichhölzer, Tüten zum Sammeln der Streichhölzer, leere Streichholzschachteln, Tennisbälle, Tesakrepp, Stifte.

Therapeutisches Vorgehen

1. Stimmungsbarometer

2. Extrinsische Verstärkung für die Erledigung der Hausaufgaben

Die Trainer lassen sich die Hausaufgaben (Übersichtskalender zum Eintragen der Zusatzbewegung, das Formular mit den Ernährungsregeln, die Tüten mit den Streichhölzern, die drei Formulare mit den geplanten strukturierten Esstagen) zeigen, sprechen die Übersichtskalender zum Eintragen der Zusatzbewegung mit jedem Teilnehmer kurz durch und kleben die entsprechende Anzahl von Smileys in die Bonuspuntklisten der Teilnehmer. Anschließend besteht die Möglichkeit, Smileys gegen materielle Verstärker einzutauschen.

Die Trainer teilen die Trainingsmaterialien für diese Sitzung aus, die die Kinder in ihre Trainingsmappen legen sollen.

3. Plenum: Besprechung der Hausaufgaben

Die Trainer besprechen mit den Kindern die Hausaufgaben (Zusatzbewegung, Durchführung dreier strukturierter Esstage, Planung dreier weiterer Esstage, Streichholzspiel, Befolgung der Essregeln, Hunger- und Sättigungssignale wahrnehmen und beachten, s. auch Sitzung 6).

Die in der vergangenen Woche geplanten strukturierten Esstage sollen in der kommenden Woche an drei beliebigen Tagen durchgeführt werden. Zur nächsten Sitzung sollen die Kinder drei weitere strukturierte Esstage planen.

Jedes Kind legt die benötigte Menge von Streichhölzern für die kommende Woche fest und holt sie bei den Trainern ab.

Zum nächsten Treffen sollen die Kinder wieder versuchen, die Essregeln einzuhalten. Eine weitere Regel, die noch Probleme bereitet, soll gekennzeichnet und mindestens 4mal einzuhalten versucht werden.

Außerdem sollen die Kinder weiter auf Hunger- und Sättigungssignale achten.

4. Luftballon-Staffel

Es werden zwei Teams gebildet. Die ersten Läufer einer jeden Mannschaft laufen jeweils mit einem Luftballon, der ständig in der Luft bleiben und nicht auf den Boden fallen darf, bis zu einem festgelegten Punkt im Raum und von da aus zurück zu ihren Teamgenossen. Dort übernimmt dann der zweite Läufer der entsprechenden Mannschaft den Ballon quasi im fliegenden Wechsel und läuft dieselbe Strecke. Fällt ein Ballon zu Boden, muss der betreffende Läufer stehen bleiben, laut bis fünf zählen und darf dann erst den Luftballon aufheben und weiterrennen. Das schnellere Team gewinnt.

5. Körperübung: Schönwettermassage

Die Kinder bilden Paare. Jeweils einer der Partner steht mit leicht gebeugten Knien und beugt den Oberkörper nach vorne, sodass dieser entspannt hängt, der andere stellt sich dahinter. Die Trainer erzählen eine Geschichte, eine „Schönwettergeschichte". Die Kinder, die hinten stehen, sollen das beschriebene Wetter auf dem Rücken des Partners mit Fingern, Handballen, Handkanten oder der gesamten Hand durch Klopfen oder Streichen in unterschiedlicher Intensität nachahmen.

Es ist ein wunderbarer Frühlingstag, und du hast Lust, zum Spielen aus dem Haus zu gehen. Vor dir liegt eine wunderschöne Wiese, und du legst dich ins Gras, um den Tag zu genießen. Du spürst die Sonne auf deinem Rücken. Noch sind die Strahlen ganz zart ... sie bekommen immer mehr Kraft, und es ist richtig warm. Plötzlich zieht ein leichter Wind auf, der dir über den Rücken streift. Kleine Wolken ziehen auf, der Wind wird stärker, einige Hagelkörner beginnen zu fallen. Die Wolken verziehen sich wieder, hier und da kommt sogar die Sonne schon wieder hervor. Jetzt strahlt sie wieder mit ganzer Kraft. Genieße noch einmal ihre Wärme. Langsam hast du Lust aufzustehen und nach Hause zu gehen. Richte ganz langsam deinen Oberkörper wieder auf.

Die Massage wird mit getauschten Rollen wiederholt. Anschließend wird die Übung in einer kurzen Runde besprochen. Die Kinder sollen sagen, was ihnen gefallen/nicht gefallen hat.

Haben manche Kinder Schwierigkeiten, das andere Kind anzufassen, kann stattdessen mit Tennisbällen massiert werden.

6. Diskussionsrunde: Gefühle und Essen

Essverhalten kann durch verschiedene Auslöser hervorgerufen werden. Eine wichtige Rolle spielen in diesem Zusammenhang negative Gefühlszustände.

Die Rolle von Langeweile als Auslöser wurde bereits an früherer Stelle behandelt und alternative Verhaltensweisen wurden erarbeitet.

Übungen zum Selbstkonzept (Symptom verkaufen, Umgang mit Hänseleien, positive Eigenschaften etc.) sollen den Kindern helfen, ihren Körper besser akzeptieren zu lernen, u. a. um zu verhindern, dass Frustration über die eigene Figur zum Auslöser für die Nahrungsaufnahme wird.

In diesem Baustein geht es um das Gefühl „Ärger". Die Kinder nennen Situationen, in denen sie sich über andere geärgert haben. Möglichkeiten, mit dem Ärger umzugehen, werden erarbeitet, diskutiert und erprobt. Dies ist von besonderer Bedeutung, da anscheinend gerade in Familien mit übergewichtigen Kindern Konflikte nicht offen ausgetragen werden, was letzlich dazu führen kann, dass das Familienklima durch Spannungen und Unsicherheit gekennzeichnet ist. Die Kinder verfügen als Folge häufig nicht über die Fähigkeit, ihren Ärger adäquat auszudrücken und Konflikte zufrieden stellend auszutragen. Da viele stattdessen dazu neigen, den Ärger „in sich reinzufressen", kommt der Erarbeitung von Konfliktbewältigungsstrategien im Sinne alternativer Verhaltensweisen eine wichtige Rolle zu.

Zunächst überlegen die Kinder, worüber sie sich in der letzten Woche geärgert haben. Die Trainer greifen verschiedene Situationen auf, in denen die Kinder nicht in der Lage waren, ihren Ärger adäquat auszudrücken.

Anschließend schreiben die Trainer folgende Fragen an den Flip-Chart:

- Über wen habe ich mich geärgert?
- Worüber habe ich mich geärgert?
- Was habe ich in dieser Situation gesagt oder getan, wie habe ich reagiert?
- Was war die Folge meiner Reaktion? (wie hat sich der andere verhalten, wie habe ich mich gefühlt?)
- Was hätte ich eigentlich gerne gesagt oder getan, wie hätte ich gerne reagiert?
- Warum habe ich anders reagiert als ich eigentlich wollte?

Die Kinder sollen sich eine Situation vorstellen, in der sie ihren Ärger nicht adäquat zum Ausdruck gebracht haben, und die Fragen in Stillarbeit schriftlich beantworten. Ein entsprechendes Arbeitsblatt, auf dem die Fragen noch einmal notiert sind, findet sich unter den Trainingsmaterialien.

Jedes Kind stellt seine Ergebnisse kurz vor; diese werden im Plenum diskutiert.

Im Folgenden sollen die Kinder darüber diskutieren, worauf sie achten müssen, wenn sie Konflikte austragen. Die wichtigsten Ergebnisse werden am Flip-Chart gesammelt.

Die Trainer können die erarbeiteten Punkte noch einmal zusammenfassen und ggf. durch weitere Informationen ergänzen.

Eine Zusammenfassung der wichtigsten Aspekte könnte folgendermaßen aussehen:

> *Wenn Ihr euch über jemanden geärgert habt, dann ist es wichtig, dass Ihr Euren Ärger auch zum Ausdruck bringt und ihn nicht hinunterschluckt. Oft hat es die Person, über die Ihr euch geärgert habt, gar nicht so gemeint oder sie hat noch nicht einmal gemerkt, dass sie euch verletzt hat. Es ist wichtig, dass sie weiß, dass Ihr euch über sie geärgert habt und auch worüber Ihr euch genau geärgert habt, damit sie sich in Zukunft anders verhalten kann.*
> *Aber auch, wenn jemand euch wirklich ärgern wollte, ist es wichtig, dass Ihr euch das nicht gefallen lasst. Wenn Ihr euch nicht wehrt, wird diese Person vielleicht immer so weitermachen.*

Wenn Ihr Euren Ärger zum Ausdruck bringt, ist es wichtig, dass Ihr auf folgendes achtet: Schaut die Person direkt an und sprecht mit fester Stimme. Bleibt auf jeden Fall höflich. Wenn Ihr unfreundlich werdet, könnt Ihr nicht erwarten, dass der andere bereit ist, vernünftig mit euch zu sprechen.
Ganz wichtig ist, dass Ihr das Wort „ich" benutzt, dass Ihr also über euch und Eure Gefühle redet, z.B. „Ich habe mich darüber geärgert, dass ..." oder „ich bin sehr verletzt, weil ...". So könnt Ihr dem anderen mitteilen, wie sein Verhalten auf euch gewirkt hat, ohne ihn direkt anzugreifen. Versucht, dem anderen so klarzumachen, worüber Ihr euch genau geärgert habt.
Achtet außerdem darauf, dass Ihr immer direkte Beispiele nennt. Sagt z.B. nicht „du hörst mir nie zu", sondern z.B. „Als wir neulich beim Abendessen gesessen haben und ich dir von meiner Mathearbeit erzählen wollte, hat es mich sehr verletzt und geärgert, dass du mir nicht zugehört hast". Euer Gesprächspartner weiß dann besser, was Ihr meint und kann sich nicht so leicht rausreden.

Die Trainer gehen anschließend das Merkblatt „Umgang mit Ärger", das den Trainingsmaterialien beiliegt, mit den Kindern durch. Dort findet sich eine Zusammenfassung der wichtigsten Punkte zu diesem Thema.

Die Trainer greifen nun die Ergebnisse der Stillarbeit auf. Die Kinder haben die Möglichkeit, die betreffenden Situationen im Rollenspiel nachzustellen und sich so zu verhalten, wie sie es sich gewünscht hätten. Dabei sollen sie versuchen, das Gelernte (Blickkontakt, Ich-Botschaften etc. ...) anzuwenden. Die Rollenspiele werden im Plenum besprochen. Zunächst haben die Akteure die Möglichkeit anzumerken, was ihnen ihrer Meinung nach gut/weniger gut gelungen ist. Die anderen Kinder sollen anschließend das Merkblatt „Umgang mit Ärger" als Checkliste verwenden und jeweils prüfen, welche der Punkte schon beachtet wurden. Im Folgenden werden Verbesserungsvorschläge gesammelt, wobei es ggf. nützlich sein kann, konkrete Formulierungsmöglichkeiten zu erarbeiten. Das betreffende Rollenspiel kann anschließend bei Bedarf noch einmal wiederholt werden.

7. Übung zum Selbstkonzept: Positive Eigenschaften

Viele übergewichtige Kinder werden zu Hause und in der Schule häufig wegen ihrer Figur kritisiert, was dazu führen kann, dass sie sich öfter als andere Kinder mit ihrem Gewicht beschäftigen und z.T. ihr Selbstwertgefühl ausschließlich aus diesem ableiten. Manchmal geht dies sogar so weit, dass diese Kinder glauben, als Mensch nichts wert zu sein und abgelehnt zu werden, weil sie dick sind. Da eine Gewichtsreduktion, wenn überhaupt, nur langfristig zu erreichen ist, ist es dringend erforderlich, dass die Kinder lernen, ihren Körper zunächst so wie er ist zu akzeptieren und ihre eigenen Stärken zu erkennen. Dies fällt vielen Übergewichtigen schwer, da sie sich bislang „auf ganzer Linie" (im wahrsten Sinne des Wortes!) abgelehnt haben.

Um den Einstieg zu erleichtern, sollen die Kinder sich zunächst eine Person (z.B. einen Freund) vorstellen, die sie gerne mögen und aufzählen, was sie an dieser Person schätzen und was ihnen an ihr nicht gefällt.

Bei der nächsten Übung geht es um Eigenschaften von Personen. Es gibt Menschen, die wir mögen, und es gibt welche, die wir nicht so gerne haben. Keine Person hat jedoch nur gute oder nur schlechte Seiten. Ich möchte euch bitten, dass jeder von euch sich eine Person vorstellt, die er gut kennt und die er gerne mag. Das kann z.B. ein Freund von euch sein. Nehmt jetzt bitte das Arbeitsblatt „Eigenschaften von Personen" aus Euren Trainingsmappen und tragt ein, was Ihr an dieser Person mögt und was Ihr an ihr nicht mögt.

Die Ergebnisse werden im Plenum besprochen. Eigenschaften, die eine Person auszeichnen, werden gesammelt. Dabei betonen die Trainer, dass das Körpergewicht, wenn überhaupt, nur ein Aspekt ist, nach dem eine Person beurteilt wird. Die Kinder sollen lernen, dass das Körpergewicht nur eine von vielen Eigenschaften ist, die einen Menschen ausmachen, und wenig damit zu tun hat, ob sie als Person anerkannt werden oder nicht.

Wir haben gerade herausgefunden, dass jede Person Eigenschaften hat, die wir mögen und solche, die wir nicht mögen, egal ob sie dick oder dünn ist. Das Körpergewicht ist nur eine Eigenschaft von vielen, die einen Menschen auszeichnen, und hat wenig damit zu tun, ob Ihr von anderen gemocht werdet. Viel wichtiger sind Eure menschlichen Eigenschaften, also euer Charakter.

Der nächste Schritt besteht darin, dass die Kinder versuchen, eigene Stärken zu nennen.

Ich möchte euch jetzt bitten darüber nachzudenken, was Ihr an euch mögt. Das können Eigenschaften oder auch Äußerlichkeiten (z.B. Hände, Augen, Haare) sein. Jeder von euch trägt bitte fünf Dinge auf dem Blatt „Meine Stärken" ein.

Die Trainer gehen währenddessen herum und helfen, wenn Schwierigkeiten auftreten.

Jedes Kind liest die Punkte, die es aufgeschrieben hat, vor.

Anschließend kleben die Trainer jedem Kind mit Tesakrepp einen Zettel mit der Überschrift „Ich mag an ______, dass er/sie ..." (siehe Trainingsmaterialien) auf den Rücken. Die Kinder gehen im Raum herum und schreiben auf die Zettel, was sie an dem betreffenden Kind mögen.

Jedes Kind liest vor, was die anderen auf seinem Zettel notiert haben, und ergänzt die Eigenschaften, die es selber über sich aufgeschrieben hat.

Die Übung wird im Plenum nachbesprochen. Dazu stellen die Trainer folgende Fragen:

- *Ist es euch schwer gefallen, Dinge aufzuschreiben, die Ihr an euch mögt?*
- *Wie leicht oder schwer war es, den anderen Kindern ein Kompliment zu machen?*
- *Wie war es, von anderen Kindern Komplimente zu bekommen?*
- *Stimmen die Komplimente, die Ihr von den anderen Kindern bekommen habt, mit Eurem Bild von euch selbst überein?*

8. Bewegungsspiel: Luftballon-Staffel 2

Es werden wieder zwei Mannschaften gebildet. Immer zwei Kinder aus einem Team klemmen einen Luftballon zwischen ihren Köpfen ein und laufen so bis zu einem festgelegten Punkt im Raum und wieder zurück zu ihrer Mannschaft. Dort geben sie den Ballon an die beiden nächsten Läufer ab, die nun wiederum bis zu dem vereinbarten Punkt und zurück rennen. Fällt der Luftballon auf den Boden, muss erst bis fünf gezählt werden, bevor weitergelaufen werden darf.

Das schnellere Team gewinnt.

9. Hausaufgabe

- weiterhin 5mal Mal pro Woche bewegen (und protokollieren)
- drei strukturierte Esstage planen
- die drei in der letzten Woche geplanten strukturierten Esstage an drei beliebigen Tagen in der kommenden Woche durchführen, auf den entsprechenden Formularen von Sitzung 6 eintragen, inwieweit die geplanten Mahlzeiten eingehalten wurden
- Streichholzspiel mit selbstauferlegter, aber freier Mengenbegrenzung
- versuchen, Ernährungsregeln einzuhalten (Punkte aufkleben), eine Essregel, die noch Probleme macht (eine andere als in den letzten beiden Wochen), kennzeichnen und mindestens 4mal einzuhalten versuchen
- versuchen, Hunger- und Sättigungssignale wahrzunehmen und zu beachten.

10. Stimmungsbarometer und Rückmelderunde

11. Verteilung von Bonuspunkten für Mitarbeit während der Sitzung

Mögliche Schwierigkeiten

Die Teilnehmer verwechseln adäquaten Ärgerausdruck mit aggressiver Durchsetzung. Werden die Kinder gefragt, wie sie sich in Sitautionen, in denen sie ihren Ärger nicht adäquat zum Ausdruck gebracht haben, im Nachhinein am liebsten verhalten hätten, nennen sie häufig aggressive Reaktionen, wie z. B. Beschimpfungen oder sogar körperliche Gewalt. Die Trainer sollten in diesem Fall mit der Gruppe herausarbeiten, welche langfristigen Folgen eine solche Reaktion hätte, alternative Verhaltensweisen sammeln und deren mögliche Konsequenzen diskutieren. Außerdem sollten sie darauf hinweisen, dass es zwar Situationen gibt, in denen es von Vorteil sein kann, sich auch mal aggressiv durchzusetzen, wie es teilweise bei der Übung „Umgang mit Hänseleien" der Fall war. Hier geht es dagegen um Situationen, in denen der Ärger über andere Personen daraus resultiert, dass diese – womöglich ohne dies zu merken – die Kinder verletzt haben. Eine adäquate Reaktion bestände in diesem Fall darin, dass die Teilnehmer über ihre Gefühle sprechen.

Die Kinder haben Schwierigkeiten, eigene positive Eigenschaften zu nennen. Erfahrungsgemäß fällt es den Teilnehmern schwer, etwas Positives über sich selbst zu schreiben. Umso wichtiger ist es, dass die Trainer die Kinder ermutigen, über die eigenen Stärken nachzudenken. Unsere Gesellschaft ist so ausgelegt, dass wir uns häufig selber kritisieren, während das Herausstellen eigener Kompetenzen als verpönt gilt (Eigenlob stinkt). Diese Einstellung prägt unser Denken dahingehend, dass wir große Schwierigkeiten haben, eigene Vorteile herauszustellen. Aus diesem Grunde kommt der vorliegenden Übung eine besonders große Bedeutung zu. Hat ein Teilnehmer Schwierigkeiten, positive Eigenschaften bei sich selbst zu finden, können die Trainer diesen unterstützen, indem sie ihn bitten, sich eine Person vorzustellen, die ihn mag, und darüber nachzudenken, wie diese Person ihn beschreiben würde.

Anhang Sitzung 7

Inhalt der Trainingsmappen

Sitzung 7

- Übersichtskalender zum Eintragen der zusätzlichen Bewegung
- Merkblatt „Eßregeln"
- Drei Formulare zur Planung strukturierter Eßtage
- Arbeitsblatt „Umgang mit Ärger"
- Merkblatt „Umgang mit Ärger"
- Blatt „Eigenschaften von Personen"; „Meine Stärken"
- Arbeitsblatt „ Ich mag an ..."
- Hausaufgabenblatt
- Übersicht über die zur nächsten Sitzung mitzubringenden Materialien

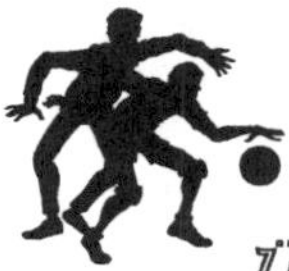

Übersichtskalender zum Eintragen der fünf mal zehn Minuten zusätzlicher Bewegung

Wochentag	zusätzliche Bewegung	Was hast Du genau gemacht?
Montag	ja/nein	
Dienstag	ja/nein	
Mittwoch	ja/nein	
Donnerstag	ja/nein	
Freitag	ja/nein	
Samstag	ja/nein	
Sonntag	ja/nein	

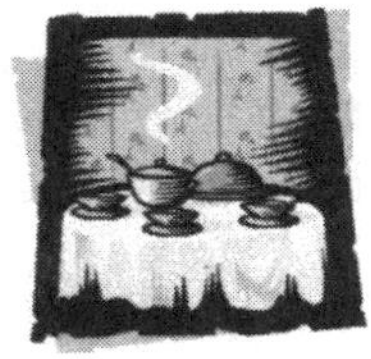

Eßregeln

1. Versuche, pro Tag mindestens fünf kleine Mahlzeiten, d.h. drei kleine Hauptmahlzeiten und zwei Zwischenmahlzeiten, zu essen.

1. Tag	2. Tag	3. Tag	4. Tag	5. Tag	6. Tag	7. Tag

2. Versuche, zu Hause immer an einem festen Ort zu essen.

1. Tag	2. Tag	3. Tag	4. Tag	5. Tag	6. Tag	7. Tag

3. Versuche, neben dem Essen nichts anderes zu tun (z.B. fernsehen, lesen).

1. Tag	2. Tag	3. Tag	4. Tag	5. Tag	6. Tag	7. Tag

4. Lege Dir immer nur eine kleine Portion auf den Teller.

1. Tag	2. Tag	3. Tag	4. Tag	5. Tag	6. Tag	7. Tag

5. Bemühe Dich, gut zu kauen und langsam zu essen.

1. Tag	2. Tag	3. Tag	4. Tag	5. Tag	6. Tag	7. Tag

6. Frage dich vor jedem Nachschöpfen, ob Du noch hungrig bist.

1. Tag	2. Tag	3. Tag	4. Tag	5. Tag	6. Tag	7. Tag

7. Versuche, wenigstens einmal pro Tag mit der ganzen Familie zu essen.

1. Tag	2. Tag	3. Tag	4. Tag	5. Tag	6. Tag	7. Tag

8. Versuche, Langeweile, Ärger, Freude oder Trauer nicht mit Essen zu beantworten.

1. Tag	2. Tag	3. Tag	4. Tag	5. Tag	6. Tag	7. Tag

9. Bemühe Dich, nicht heimlich zu essen.

1. Tag	2. Tag	3. Tag	4. Tag	5. Tag	6. Tag	7. Tag

Formular zur Planung eines strukturierten Eßtages

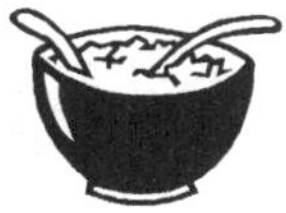

Mahlzeit	Was hast Du gegessen?	Obst	Salat oder Gemüse	Milch-produkt	Voll-korn
Frühstück		ja ❐ nein ❐	ja ❐ nein ❐	ja ❐ nein ❐	ja ❐ nein ❐
Vormittags		ja ❐ nein ❐	ja ❐ nein ❐	ja ❐ nein ❐	ja ❐ nein ❐
Mittagessen		ja ❐ nein ❐	ja ❐ nein ❐	ja ❐ nein ❐	ja ❐ nein ❐
Nachmittags		ja ❐ nein ❐	ja ❐ nein ❐	ja ❐ nein ❐	ja ❐ nein ❐
Abendbrot		ja ❐ nein ❐	ja ❐ nein ❐	ja ❐ nein ❐	ja ❐ nein ❐

Formular zur Planung eines strukturierten Eßtages

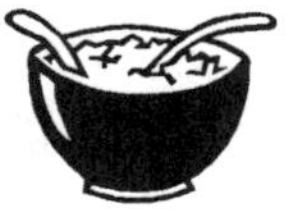

Mahlzeit	Was hast Du gegessen?	Obst	Salat oder Gemüse	Milch-produkt	Voll-korn
Frühstück		ja ❒ nein ❒	ja ❒ nein ❒	ja ❒ nein ❒	ja ❒ nein ❒
Vormittags		ja ❒ nein ❒	ja ❒ nein ❒	ja ❒ nein ❒	ja ❒ nein ❒
Mittagessen		ja ❒ nein ❒	ja ❒ nein ❒	ja ❒ nein ❒	ja ❒ nein ❒
Nachmittags		ja ❒ nein ❒	ja ❒ nein ❒	ja ❒ nein ❒	ja ❒ nein ❒
Abendbrot		ja ❒ nein ❒	ja ❒ nein ❒	ja ❒ nein ❒	ja ❒ nein ❒

Formular zur Planung eines strukturierten Eßtages

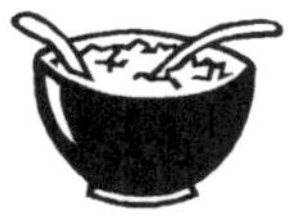

Mahlzeit	Was hast Du gegessen?	Obst	Salat oder Gemüse	Milch-produkt	Voll-korn
Frühstück		ja ❒ nein ❒	ja ❒ nein ❒	ja ❒ nein ❒	ja ❒ nein ❒
Vormittags		ja ❒ nein ❒	ja ❒ nein ❒	ja ❒ nein ❒	ja ❒ nein ❒
Mittagessen		ja ❒ nein ❒	ja ❒ nein ❒	ja ❒ nein ❒	ja ❒ nein ❒
Nachmittags		ja ❒ nein ❒	ja ❒ nein ❒	ja ❒ nein ❒	ja ❒ nein ❒
Abendbrot		ja ❒ nein ❒	ja ❒ nein ❒	ja ❒ nein ❒	ja ❒ nein ❒

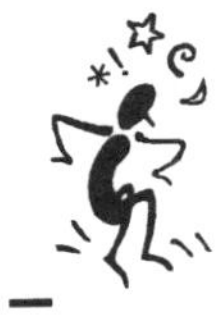

Arbeitsblatt: Umgang mit Ärger

Stell Dir eine Situation vor, in der Du Dich über jemanden geärgert hast und nicht so reagieren konntest, wie Du es Dir gewünscht hättest.
Beantworte die folgenden Fragen:

- Über wen habe ich mich geärgert?

- Worüber habe ich mich geärgert?

- Was habe ich in dieser Situation gesagt oder getan, wie habe ich reagiert?

- Was war die Folge meiner Reaktion? (wie hat sich der andere verhalten, wie habe ich mich gefühlt?)

- Was hätte ich eigentlich gerne gesagt oder getan, wie hätte ich gerne reagiert?

- Warum habe ich anders reagiert als ich eigentlich wollte?

Merkblatt: Umgang mit Ärger

- Schlucke Deinen Ärger nicht hinunter, sondern bringe ihn zum Ausdruck.

- Stelle direkten Blickkontakt her.

- Sprich mit fester Stimme.

- Versuche, höflich zu bleiben.

- Benutze das Wort „ich", d.h. sprich von Dir und Deinen Gefühlen und sage, worüber Du Dich genau geärgert hast.

- Sage nicht „Du hast immer.... (so und so reagiert)", sondern nenne direkte Beispiele.

Eigenschaften von Personen

Was ich an ______________ mag

____

____

____

____

____

Was ich an ______________ nicht mag

____

____

____

____

____

Meine Stärken

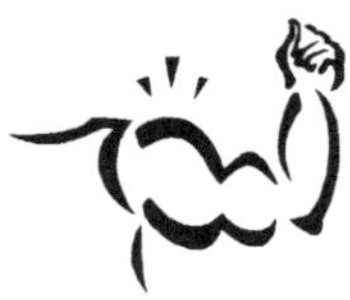

1. Ich mag an mir, daß ich ___________________________________
2. Ich mag an mir, daß ich ___________________________________
3. Ich mag an mir, daß ich ___________________________________
4. Ich mag an mir, daß ich ___________________________________
5. Ich mag an mir, daß ich ___________________________________

Arbeitsblatt: Ich mag an

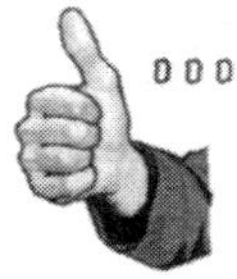

Ich mag an ________________, *daß er/sie*

Das sind Deine Hausaufgaben zur nächsten Sitzung

- bewege Dich weiterhin fünf Mal zusätzlich für zehn Minuten und trage die zusätzliche Bewegung in den Übersichtskalender ein

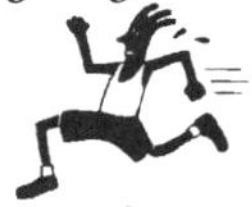

- führe die drei strukturierten Eßtage, die Du in der letzten Woche geplant hast, an drei beliebigen Tagen in der kommenden Woche durch, hake die Mahlzeiten, die Du wie geplant durchgeführt hast, in den entsprechenden Formularen ab und trage eventuelle Änderungen dort ein.

- plane drei weitere strukturierte Eßtage

- sammle Streichhölzer für gegessene Süßigkeiten, halte die Streichholzmenge, die Du festgelegt hast, ein.

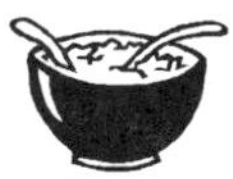

- versuche, die Ernährungsregeln einzuhalten (klebe Punkte neben die Regeln, die Du eingehalten hast). Suche Dir eine Regel, die Dir noch Probleme macht (eine andere als in den letzten beiden Wochen), aus und versuche, sie mindestens 4x einzuhalten. Kennzeichne diese Regel auf Deinem Blatt.

- versuche, Hunger- und Sättigungssignale wahrzunehmen und sie zu beachten:

- wenn Du Hunger hast, dann iß etwas
- wenn Du satt bist, dann hör auf zu essen, auch wenn Du noch etwas auf dem Teller hast
- wenn Du keinen Hunger hast, dann iß auch nichts, auch wenn Ihr etwas Leckeres im Haus habt oder Dir langweilig ist (benutze dann die Anti- Langeweile-Box)

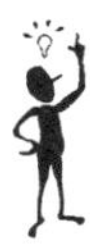

Das sollst Du zur nächsten Sitzung mitbringen

Deine Mappe mit den Trainingsmaterialien

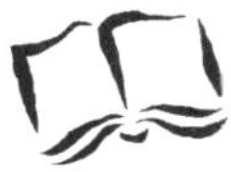

○ Deine Bonuspunkt-Liste

○ Die ausgefüllten Kalender für die Zusatzbewegung

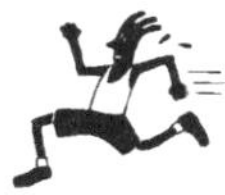

○ Die ausgefüllten Formulare zur Planung der drei strukturierten Eßtage

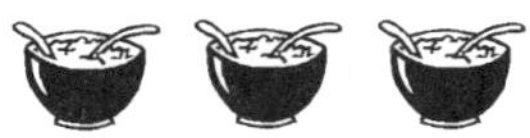

○ Die Tüte mit den Streichhölzern

○ Das Blatt mit den Ernährungsregeln und den aufgeklebten Punkten

Sitzung 8: Wiederholung, bilanzierender Rückblick und Rückfallprophylaxe

Überblick

Ziele

- Einholen von Rückmeldungen über den Kurs
- Wiederholung der vermittelten Lerninhalte
- Bereitstellung eines „Notfallkoffers“ für eventuelle Rückschläge

Ablauf der Sitzung

1. Stimmungsbarometer
2. Extrinsische Verstärkung für die Erledigung der Hausaufgaben
3. Besprechung der Hausaufgaben
4. Bewegungsspiel: Meine Tante aus Amerika
5. Wiederholungs-Spiel
6. ausführliche Rückmelderunde
7. der „Notfallkoffer“ (Rückfallprophylaxe)
8. Bewegungsspiel: Eierlaufen
9. Hausaufgabe
   - weiterhin 5mal pro Woche bewegen (und protokollieren)
   - drei strukturierte Esstage planen
   - die drei in der letzten Woche geplanten strukturierten Esstage an drei beliebigen Tagen in der kommenden Woche durchführen, auf den entsprechenden Formularen von Sitzung 7 eintragen, inwieweit die geplanten Mahlzeiten eingehalten wurden
   - Streichholzspiel mit selbstauferlegter, aber freier Mengenbegrenzung
   - versuchen, Ernährungsregeln einzuhalten (Punkte aufkleben), eine Essregel, die noch Probleme macht (eine andere als in den letzten beiden Wochen), kennzeichnen und mindestens 4mal einzuhalten versuchen
   - versuchen, Hunger- und Sättigungssignale wahrzunehmen und zu beachten
10. Stimmungsbarometer und Rückmelderunde
11. Verteilung von Bonuspunkten für Mitarbeit während der Sitzung

Vorbereitung und Materialien

Trainingsmaterialien (Übersichtskalender zum Eintragen der zusätzlichen Bewegung, Merkblatt „Essregeln", drei Formulare zur Planung strukturierter Esstage, Blätter „Der Notfallkoffer" (drei Seiten), Hausaufgaben-Blatt, Übersicht über die zur nächsten Sitzung mitzubringenden Materialien), Smileys, Aufkleber, Schlüsselanhänger, Stofftiere und Kinogutscheine als extrinsische Verstärkung für die Erledigung der Hausaufgaben, Flip-Chart, Klebepunkte, Streichhölzer, Tüten zum Sammeln der Streichhölzer, leere Streichholzschachteln, Rückmeldezettel, Stifte, Löffel, kleine Bälle.

Therapeutisches Vorgehen

1. Stimmungsbarometer

2. Extrinsische Verstärkung für die Erledigung der Hausaufgaben

Die Trainer lassen sich die Hausaufgaben (Übersichtskalender zum Eintragen der Zusatzbewegung, das Formular mit den Ernährungsregeln, die Tüten mit den Streichhölzern, die drei Formulare mit den geplanten strukturierten Esstagen) zeigen, sprechen die Übersichtskalender zum Eintragen der Zusatzbewegung mit jedem Teilnehmer kurz durch und kleben die entsprechende Anzahl von Smileys in die Bonuspuntklisten der Teilnehmer. Anschließend besteht die Möglichkeit, Smileys gegen materielle Verstärker einzutauschen.

Die Trainer teilen die Trainingsmaterialien für diese Sitzung aus, die die Kinder in ihre Trainingsmappen legen sollen.

3. Besprechung der Hausaufgaben

Die Besprechung der Hausaufgaben (Zusatzbewegung, Durchführung dreier strukturierter Esstage, Planung dreier weiterer Esstage, Streichholzspiel, Befolgung der Essregeln, Hunger- und Sättigungssignale wahrnehmen und beachten) erfolgt wie in den vergangenen Sitzungen.

Die Kinder bekommen die Aufgabe, die in der vergangenen Woche geplanten strukturierten Esstage in der kommenden Woche an drei beliebigen Tagen durchzuführen und auf den entsprechenden Formularen von Sitzung 7 einzutragen, inwieweit die geplanten Mahlzeiten eingehalten wurden.

Zur nächsten Sitzung sollen die Kinder drei weitere strukturierte Esstage planen.

Jedes Kind legt die benötigte Menge von Streichhölzern für die kommende Woche fest und holt sie bei den Trainern ab.

Zur nächsten Sitzung sollen die Kinder weiter versuchen, die Essregeln zu befolgen. Die Regel, die noch am meisten Probleme bereitet, soll gekennzeichnet und mindestens 4mal einzuhalten versucht werden.

Außerdem sollen die Kinder auf Hunger- und Sättigungssignale achten.

4. Bewegungsspiel: Meine Tante aus Amerika

Die Kinder sitzen im Kreis. Ein Mitspieler beginnt, indem er sagt: „Meine Tante ist aus Amerika zurückgekommen". Die anderen Teilnehmer fragen „Und was hat sie mitgebracht?" Der Spieler nennt nun irgendeinen Gegenstand (z.B. einen Schaukelstuhl) und macht eine passende Bewegung (z.B. hin- und herschaukeln), die die anderen Kinder nachmachen.

Nun kommt die Reihe nach und nach an die anderen Kinder. Alles läuft genauso ab, wie beim ersten Mal, wobei jeder Teilnehmer zunächst der Reihe nach die Gegenstände wiederholt, die die anderen Spieler genannt haben (mit Bewegungen, die von allen Kindern mitgemacht werden), bevor es seinerseits einen Gegenstand nennt und eine Bewegung präsentiert. Das Spiel ist beendet, wenn jeder Spieler an der Reihe war.

5. Wiederholungsspiel

Dieser Baustein dient dazu, das Gelernte zu wiederholen und zu festigen.

Die Wiederholung wird als Quiz durchgeführt. Die Kinder werden in zwei Gruppen aufgeteilt, jede Gruppe legt einen Sprecher fest. Die Trainer stellen den Gruppen abwechselnd Fragen (siehe unten). Die Mitglieder dürfen sich kurz beraten, bevor der gewählte Sprecher die Antwort nennt.

Wird die Frage richtig beantwortet, erhält die Gruppe einen Punkt und die andere Gruppe ist mit der nächsten Frage an der Reihe. Ist die Antwort falsch oder wird die Frage gar nicht beantwortet, darf die andere Gruppe versuchen, die richtige Lösung zu nennen. Kann die andere Gruppe die Frage richtig beantworten, erhält sie einen Punkt und ist noch einmal an der Reihe. Kann die Gruppe die Frage auch nicht korrekt beantworten, wird die richtige Antwort von den Trainern genannt und erläutert. Es geht dann weiter mit Gruppe eins. Die erreichten Punkte werden am Flip-Chart notiert.

Die Gruppe, die am Ende die meisten Punkte hat, hat gewonnen.

Wiederholungsspiel

- *Wie viele Stockwerke hat das Ernährungshaus?*
- *Welche Farben haben die Stockwerke und was bedeuten sie?*
- *In welches Stockwerk gehört*
  - *Obst? (grün)*
  - *Vollkornbrot? (grün)*
  - *Schokolade? (rot)*
  - *gedünsteter Fisch? (grün)*
  - *Nudeln? (gelb)*
  - *Käse? (gelb)*
  - *Pommes? (rot)*
  - *Kartoffeln? (grün)*
  - *Müsliriegel? (gelb)*
- *Nenne zwei weitere Nahrungsmittel, die ins obere, rote Stockwerk gehören.*

- *Nenne zwei weitere Nahrungsmittel, die ins mittlere, gelbe Stockwerk gehören.*
- *Nenne zwei weitere Nahrungsmittel, die ins untere, grüne Stockwerk gehören.*
- *Nenne eine Essregel und erkläre, warum sie sinnvoll ist.*
- *Nenne eine weitere Essregel und erkläre, warum sie sinnvoll ist.*

(Die Trainer fragen so lange, bis alle neun Regeln genannt wurden oder bis beide Gruppen nicht mehr weiterwissen. Gegebenenfalls nicht erinnerte Regeln werden von den Trainern ergänzt.)

- *Warum ist es wichtig, dass Ihr euch viel bewegt?*
- *Wie viele Zuckerstücke sind in*
  - *einem Marsriegel? (16)*
  - *einem Bonbon ? (2)*
  - *einer Flasche Ketchup? (35)*
  - *einer Tafel Schokolade? (17)*
  - *einer Dose Cola? (12)*
- *Wie viel Gramm Fett sind in*
  - *einer Portion Pommes? (14)*
  - *einer Tafel Schokolade? (30)*
  - *einem Glas Nutella? (120)*
  - *einer Bratwurst? (46)*

6. Ausführliche Rückmelderunde

Während die Rückmelderunden am Ende eines jeden Treffens sich lediglich auf die jeweils aktuell abgeschlossene Sitzung bezogen haben, soll an dieser Stelle ein Feedback über den gesamten Trainingsverlauf gegeben werden. Die Rückmeldungen der Kinder können den Trainern zum einen als Anregungen für ihre weitere therapeutische Arbeit dienen, zum anderen wird aufgrund der durch die Teilnehmer wahrgenommenen Veränderungen transparent, wie diese den Erfolg des Trainingsprogrammes einschätzen. Interessant ist in diesem Zusammenhang auch ein Vergleich der Einschätzungen der Kinder mit den Ergebnissen einer Abschlussdiagnostik (z. B. Feststellung des BMI, des Körperfettanteils etc.).

Die Trainer verteilen die Rückmeldezettel (siehe Anhang), die die Kinder in Stillarbeit ausfüllen sollen.

Anschließend werden die Fragen nacheinander im Plenum diskutiert, wobei jedes Kind zu jeder Frage etwas sagen sollte.

7. Der „Notfallkoffer" (Rückfallprophylaxe)

Bisherige Forschungen haben ergeben, dass mit verhaltenstherapeutischen Gruppentrainings zur Gewichtsreduktion kurzfristig gute Erfolge erzielt werden konnten, dass jedoch langfristig gesehen Schwierigkeiten bestanden, das Gelernte im Alltag umzusetzen.

Viele Menschen sind der irrationalen Überzeugung, sie müssten immer perfekt sein. Sie können mit Rückfällen nicht gut umgehen, da sie glauben, total versagt zu haben. Der Ärger über sich selbst kann entweder zum Auslöser von weiterem Essverhalten werden oder dazu führen, dass die Person, um ihren Fehler wieder auszugleichen oder um sich selbst zu bestrafen, eine extreme Diät macht, was wiederum aufgrund der Nahrungsdeprivation zu Essattacken führen und in einen Teufelskreis münden kann.

Durch diesen Baustein sollen die Kinder lernen, dass es ganz normal und menschlich ist, dass auch mal Schwierigkeiten auftreten. Schließlich ist es nicht leicht, alte Gewohnheiten langfristig gesehen umzustellen. Kleinere Rückschläge sind keine Katastrophe, wenn man richtig mit ihnen umzugehen weiß.

„Der Notfallkoffer" besteht aus drei Blättern, auf denen zusammengefasst ist, was die Kinder in problematischen oder Rückfallsituationen tun können. Sie sollen auf diese Weise das Gefühl bekommen, auch nach Abschluss des Trainings kritische Situationen meistern und ihre Gewichtsentwicklung beeinflussen zu können.

Die Trainer lassen die Blätter „Der Notfallkoffer" von den Kindern vorlesen und sprechen die einzelnen Punkte ggf. noch einmal mit der Gruppe durch.

Der Baustein kann folgendermaßen eingeleitet werden:

In der Rückmelderunde haben viele von euch berichtet, dass sich bei ihnen durch das Training einige Dinge verändert haben. Ihr esst bewusster und bewegt euch mehr. Jetzt kommt es darauf an, dass Ihr diese neuen Gewohnheiten auch beibehaltet. Es wird Phasen geben, in denen euch dies leicht fällt, es können aber auch mal Zeiten kommen, in denen Schwierigkeiten auftreten. Wichtig ist, dass Ihr dann nicht aufgebt. Kleinere Rückfälle sind keine Katastrophe, wenn Ihr richtig damit umgeht. Ich habe etwas vorbereitet, das euch dabei helfen soll. Schlagt bitte das Blatt „Der Notfallkoffer" auf. Wer möchte anfangen vorzulesen?

8. Bewegungsspiel: Eierlaufen

Jeweils zwei Kinder laufen um die Wette. Dabei hält jedes Kind einen Löffel in der Hand, auf dem ein kleiner Ball liegt. Lässt ein Kind seinen Ball fallen, muss es erst bis fünf zählen, bevor es diesen aufheben und weiterlaufen darf. Das Kind, das zuerst im Ziel ist, gewinnt.

Der Wettlauf kann auch als Staffel durchgeführt werden.

9. Hausaufgabe

- weiterhin 5mal pro Woche bewegen (und protokollieren)
- drei strukturierte Esstage planen
- die drei in der letzten Woche geplanten strukturierten Esstage an drei beliebigen Tagen in der kommenden Woche durchführen, auf den entsprechenden Formularen von Sitzung 7 eintragen, inwieweit die geplanten Mahlzeiten eingehalten wurden

- Streichholzspiel mit selbstauferlegter, aber freier Mengenbegrenzung
- versuchen, Ernährungsregeln einzuhalten (Punkte aufkleben), eine Essregel, die noch Probleme macht (eine andere als in den letzten beiden Wochen), kennzeichnen und mindestens 4mal einzuhalten versuchen
- versuchen, Hunger- und Sättigungssignale wahrzunehmen und zu beachten

10. Stimmungsbarometer und Rückmelderunde

11. Verteilung von Bonuspunkten für Mitarbeit während der Sitzung

Anhang
Sitzung 8

Inhalt der Trainingsmappen

Sitzung 8

- Übersichtskalender zum Eintragen der zusätzlichen Bewegung
- Merkblatt „Eßregeln"
- drei Formulare zur Planung strukturierter Eßtage
- Blatt „Der Notfallkoffer"
- Hausaufgaben-Blatt
- Übersicht über die zur nächsten Sitzung mitzubringenden Materialien

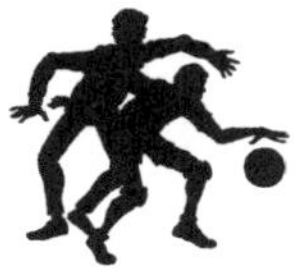

Übersichtskalender zum Eintragen der fünf mal zehn Minuten zusätzlicher Bewegung

Wochentag	zusätzliche Bewegung	Was hast Du genau gemacht?
Montag	ja/nein	
Dienstag	ja/nein	
Mittwoch	ja/nein	
Donnerstag	ja/nein	
Freitag	ja/nein	
Samstag	ja/nein	
Sonntag	ja/nein	

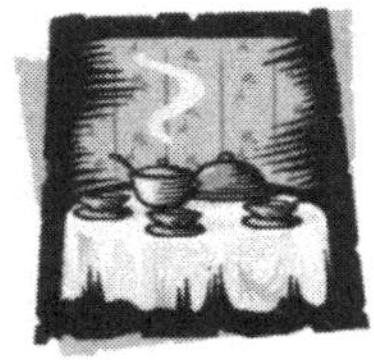

Eßregeln

1. Versuche, pro Tag mindestens fünf kleine Mahlzeiten, d.h. drei kleine Hauptmahlzeiten und zwei Zwischenmahlzeiten, zu essen.

1. Tag	2. Tag	3. Tag	4. Tag	5. Tag	6. Tag	7. Tag

2. Versuche, zu Hause immer an einem festen Ort zu essen.

1. Tag	2. Tag	3. Tag	4. Tag	5. Tag	6. Tag	7. Tag

3. Versuche, neben dem Essen nichts anderes zu tun (z.B. fernsehen, lesen).

1. Tag	2. Tag	3. Tag	4. Tag	5. Tag	6. Tag	7. Tag

4. Lege Dir immer nur eine kleine Portion auf den Teller.

1. Tag	2. Tag	3. Tag	4. Tag	5. Tag	6. Tag	7. Tag

5. Bemühe Dich, gut zu kauen und langsam zu essen.

1. Tag	2. Tag	3. Tag	4. Tag	5. Tag	6. Tag	7. Tag

6. Frage dich vor jedem Nachschöpfen, ob Du noch hungrig bist.

1. Tag	2. Tag	3. Tag	4. Tag	5. Tag	6. Tag	7. Tag

7. Versuche, wenigstens einmal pro Tag mit der ganzen Familie zu essen.

1. Tag	2. Tag	3. Tag	4. Tag	5. Tag	6. Tag	7. Tag

8. Versuche, Langeweile, Ärger, Freude oder Trauer nicht mit Essen zu beantworten.

1. Tag	2. Tag	3. Tag	4. Tag	5. Tag	6. Tag	7. Tag

9. Bemühe Dich, nicht heimlich zu essen.

1. Tag	2. Tag	3. Tag	4. Tag	5. Tag	6. Tag	7. Tag

Formular zur Planung eines strukturierten Eßtages

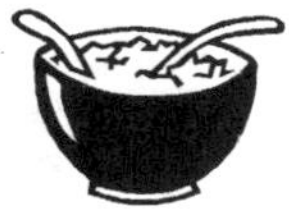

Mahlzeit	Was hast Du gegessen?	Obst	Salat oder Gemüse	Milch-produkt	Voll-korn
Frühstück		ja ❐ nein ❐	ja ❐ nein ❐	ja ❐ nein ❐	ja ❐ nein ❐
Vormittags		ja ❐ nein ❐	ja ❐ nein ❐	ja ❐ nein ❐	ja ❐ nein ❐
Mittagessen		ja ❐ nein ❐	ja ❐ nein ❐	ja ❐ nein ❐	ja ❐ nein ❐
Nachmittags		ja ❐ nein ❐	ja ❐ nein ❐	ja ❐ nein ❐	ja ❐ nein ❐
Abendbrot		ja ❐ nein ❐	ja ❐ nein ❐	ja ❐ nein ❐	ja ❐ nein ❐

Formular zur Planung eines strukturierten Eßtages

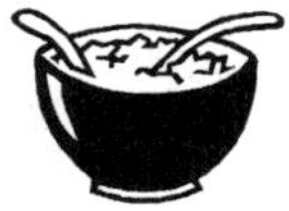

Mahlzeit	Was hast Du gegessen?	Obst	Salat oder Gemüse	Milch-produkt	Voll-korn
Frühstück		ja ❐ nein ❐	ja ❐ nein ❐	ja ❐ nein ❐	ja ❐ nein ❐
Vormittags		ja ❐ nein ❐	ja ❐ nein ❐	ja ❐ nein ❐	ja ❐ nein ❐
Mittagessen		ja ❐ nein ❐	ja ❐ nein ❐	ja ❐ nein ❐	ja ❐ nein ❐
Nachmittags		ja ❐ nein ❐	ja ❐ nein ❐	ja ❐ nein ❐	ja ❐ nein ❐
Abendbrot		ja ❐ nein ❐	ja ❐ nein ❐	ja ❐ nein ❐	ja ❐ nein ❐

Formular zur Planung eines strukturierten Eßtages

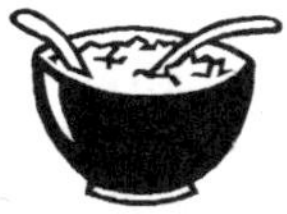

Mahlzeit	Was hast Du gegessen?	Obst	Salat oder Gemüse	Milch-produkt	Voll-korn
Frühstück		ja ❒ nein ❒	ja ❒ nein ❒	ja ❒ nein ❒	ja ❒ nein ❒
Vormittags		ja ❒ nein ❒	ja ❒ nein ❒	ja ❒ nein ❒	ja ❒ nein ❒
Mittagessen		ja ❒ nein ❒	ja ❒ nein ❒	ja ❒ nein ❒	ja ❒ nein ❒
Nachmittags		ja ❒ nein ❒	ja ❒ nein ❒	ja ❒ nein ❒	ja ❒ nein ❒
Abendbrot		ja ❒ nein ❒	ja ❒ nein ❒	ja ❒ nein ❒	ja ❒ nein ❒

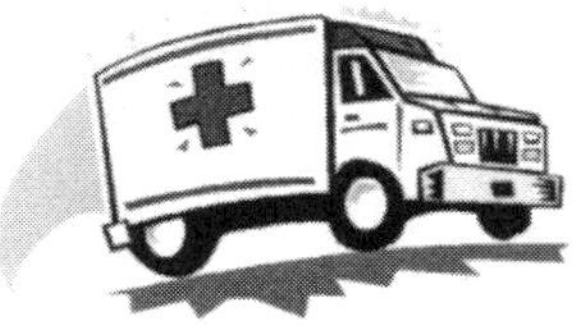

Der Notfallkoffer

Was Du tun kannst, wenn Du merkst, daß Du in alte Gewohnheiten zurückfällst

Ganz wichtig: Keine Sorge!!!

Kleinere Rückschläge können schon mal vorkommen.

Das ist ganz normal.

Es kommt nur darauf an, wie Du damit umgehst.

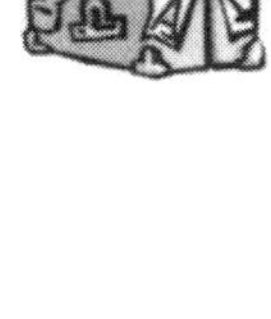

- Überprüfe, aus welchen Ampelbereichen Du vorwiegend ißt:

  Am besten schreibst Du abends alles auf, was Du am Tag gegessen hast und kennzeichnest die zugehörigen Ampelbereiche mit den entsprechenden Farben (rot, gelb, grün).

  Versuche, vorwiegend Nahrungsmittel aus dem grünen Bereich zu essen.
- Lies das Blatt mit den Eßregeln und überprüfe, ob Du die Regeln noch einhältst.
- Versuche, die Vorgaben für die strukturierten Eßtage zu erfüllen. Vielleicht hilft es Dir, weitere strukturierte Eßtage zu planen und einzuhalten.
- Mach Dein Sportprogramm weiter.
- Wenn die Waage plötzlich mal ein Kilo mehr anzeigt oder Du Dich dicker fühlst als sonst, dann denk daran, daß das nicht automatisch heißen muß, daß Du zugenommen hast. Das Körpergewicht setzt sich unter anderem zusammen aus Fett, Muskeln, Wasser und dem Inhalt von Magen und Darm. Es kann also sein, daß Dein Körper nur gerade etwas mehr Wasser gespeichert hat. Dein Gewicht wird sich in diesem Fall von alleine wieder einpendeln.

- Übertreibe nicht. Zu strenge Diäten sind gesundheitsschädlich. Wenn Du Dich zu sehr einschränkst, entwickelst Du außerdem irgendwan einen Heißhunger, und dann besteht die Gefahr, daß Du plötzlich Riesenmengen auf einmal ißt. Wenn Du dann, um das wieder auszugleichen, am nächsten Tag ganz wenig ißt, kann leicht ein Teufelskreis entstehen.

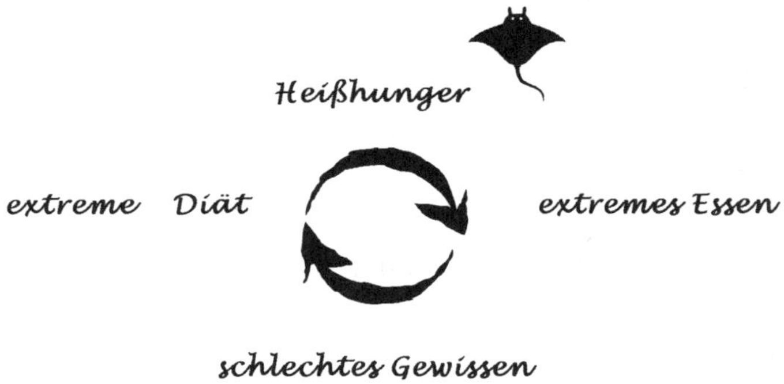

  Besser ist eine ausgewogene fettarme Ernährung (hauptsächlich Nahrungsmittel aus dem grünen Ampelbereich) in Verbindung mit regelmäßiger Bewegung. So nimmst Du nicht zu und brauchst dabei nicht zu hungern. Vielleicht nimmst Du sogar langsam aber sicher und vor allem gesund ab.

- Lies in Deiner Trainingsmappe. Dort findest Du weitere Ideen und Tipps.

Das sind Deine Hausaufgaben zur nächsten Sitzung:

- bewege Dich weiterhin fünf Mal zusätzlich für zehn Minuten und trage die zusätzliche Bewegung in den Übersichtskalender ein

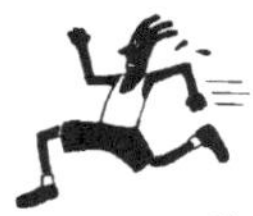

- führe die drei strukturierten Eßtage, die Du in der letzten Woche geplant hast, an drei beliebigen Tagen in der kommenden Woche durch, hake die Mahlzeiten, die Du wie geplant durchgeführt hast, in den entsprechenden Formularen ab und trage eventuelle Änderungen dort ein.

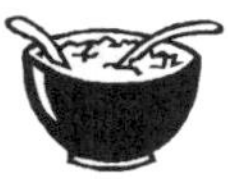

- plane drei weitere strukturierte Eßtage

- sammle Streichhölzer für gegessene Süßigkeiten, halte die Streichholzmenge, die Du festgelegt hast, ein

- versuche, die Ernährungsregeln einzuhalten (klebe Punkte neben die Regeln, die Du eingehalten hast). Suche Dir eine Regel, die Dir noch Probleme macht (eine andere als in den letzten beiden Wochen), aus und versuche, sie mindestens 4x einzuhalten. Kennzeichne diese Regel auf Deinem Blatt.

- <u>versuche, Hunger- und Sättigungssignale wahrzunehmen und sie zu beachten:</u>

- wenn Du Hunger hast, dann iß etwas
- wenn Du satt bist, dann hör auf zu essen, auch wenn Du noch etwas auf dem Teller hast
- wenn Du keinen Hunger hast, dann iß auch nichts, auch wenn Ihr etwas Leckeres im Haus habt oder Dir langweilig ist (benutze dann die Anti- Langeweile-Box)

Das sollst Du zur nächsten Sitzung mitbringen

- Deine Mappe mit den Trainingsmaterialien

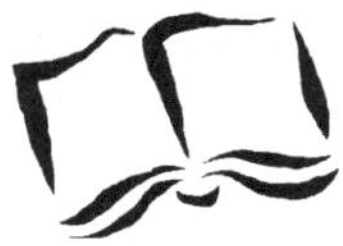

- Deine Bonuspunktliste

- Die ausgefüllten Kalender für die Zusatzbewegung

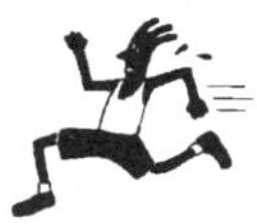

- Die ausgefüllten Formulare zur Planung der drei strukturierten Esstage

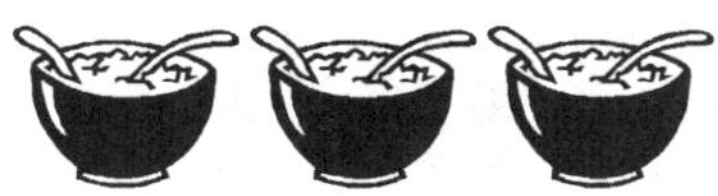

- Die Tüte mit den Streichhölzern

- Das Blatt mit den Ernährungsregeln und den aufgeklebten Punkten

Sitzung 9:
Abschluss-Sitzung: Gemeinsames Kochen

Überblick

Ziele

- Förderung der Fähigkeit, Speisen selber zuzubereiten
- Förderung der Freude am Selbstzubereiten von Speisen
- Vermittlung von Freude an gesunden Nahrungsmitteln

Ablauf der Sitzung

1. Stimmungsbarometer
2. Extrinsische Verstärkung für die Erledigung der Hausaufgaben
3. Besprechung der Hausaufgaben
4. Bewegungsspiel: nach Wunsch der Teilnehmer
5. Zubereitung der Speisen
6. gemeinsames Essen
7. Bewegungsspiel: nach Wunsch der Teilnehmer
8. Verabschiedung

Vorbereitung und Materialien

Trainingsmaterialien (Rezepte), Smileys, Aufkleber, Schlüsselanhänger, Stofftiere und Kinogutscheine als extrinsische Verstärkung für die Erledigung der Hausaufgaben, Geschirr, Kochgelegenheit, Nahrungsmittel für das gemeinsame Kochen.

Therapeutisches Vorgehen

1. Stimmungsbarometer

2. Extrinsische Verstärkung für die Erledigung der Hausaufgaben

Die Trainer lassen sich die Hausaufgaben (Übersichtskalender zum Eintragen der Zusatzbewegung, das Formular mit den Ernährungsregeln, die Tüten mit den Streichhölzern, die Formulare mit den geplanten strukturierten Esstagen) zeigen, sprechen die Übersichtskalender zum Eintragen der Zusatzbewegung mit jedem Teilnehmer kurz durch und kleben die entsprechende Anzahl von Smileys in die

Bonuspunktlisten der Teilnehmer. Anschließend besteht die Möglichkeit, Smileys gegen materielle Verstärker einzutauschen.

Die Trainer teilen die Trainingsmaterialien für diese Sitzung aus, die die Kinder in ihre Trainingsmappen legen sollen.

3. Besprechung der Hausaufgaben

Die Trainer besprechen mit den Kindern die Hausaufgaben (Durchführung dreier strukturierter Esstage, Planung dreier weiterer Esstage, Streichholzspiel, Befolgung der Essregeln, Hunger- und Sättigungssignale wahrnehmen und beachten).

Da das Training mit Abschluss dieser Sitzung endet, werden keine weiteren Hausaufgaben erteilt.

4. Bewegungsspiel: Nach Wunsch der Teilnehmer

Die Kinder dürfen sich selbst ein Bewegungsspiel aussuchen. Dies kann ein Spiel aus einer der vergangenen Sitzungen sein; es besteht aber auch die Möglichkeit, dass die Kinder eigene Vorschläge machen.

5. Zubereitung der Speisen

Als Gericht sind die Vollkornpfannkuchen mit Gemüsefüllung (siehe Anhang) sehr gut geeignet; dazu sollte ein gemischter Salat improvisiert werden. Als Nachtisch können die Kinder das Obstfondue zubereiten, das sie schon auf der Party in Sitzung 4 kennen gelernt haben (selbstverständlich sind auch andere Menüzusammenstellungen denkbar).

Die Kinder teilen sich in Gruppen auf, die unter Anleitung der Trainer die verschiedenen Bestandteile der Mahlzeit vorbereiten. Die Gruppe, die zuerst fertig ist, deckt den Tisch.

6. Gemeinsames Essen

7. Bewegungsspiel: Nach Wunsch der Teilnehmer (s. o.)

8. Verabschiedung

Mögliche Schwierigkeiten

Ein oder mehrere Teilnehmer sagen, sie mögen einige der zubereiteten Speisen nicht. Es kann vorkommen, dass ein oder mehrere Kinder im Vorfeld darauf hinweisen, dass sie einige der zubereiteten Nahrungsmittel nicht mögen. Die Erfahrung hat gezeigt, dass diese Kinder häufig bei der gemeinsamen Mahlzeit die genannten Speisen doch gerne gegessen haben. Anderenfalls sollen die Teilnehmer von denjenigen Lebensmitteln essen, die ihnen schmecken. Das bereitgestellte Nahrungsmittelangebot ist so breit, dass für jeden etwas dabei ist, das er mag.

Anhang
Sitzung 9

Inhalt der Trainingsmappen
Sitzung 9

- Rezepte

Vollkornpfannkuchen

Teig

80 g Weizenvollkornmehl
180 ml Milch
1 Eigelb
1 Prise Jodsalz
1 Eiweiß

Füllung

1 Zwiebel
½ EL (10g) Butter
1 großer Kohlrabi
2 Karotten
150 g Gemüsebrühe
100 g tiefgekühlte Erbsen
frische Petersilie
frischer Dill
Jodsalz
Muskat
2 EL (30 g) Sauerrahm (10 %)

Zubereitung:

Aus Mehl, Milch, Eigelb und Jodsalz einen Teig rühren, eine halbe Stunde quellen lassen.
Eiweiß zu Schnee schlagen und unterziehen.
Zwiebel klein schneiden, in Butter andünsten.
Kohlrabi und Karotten schälen, waschen, in kleine Würfel schneiden, dazugeben.
Mit Brühe ablöschen, garziehen lassen.
Erbsen zwei Minuten vor Schluß dazugeben.
Kräuter feinschneiden, über das Gemüse streuen.
Gemüse vom Feuer nehmen, würzen und den Sauerrahm unterrühren.
Beschichtete Pfanne ausstreichen und Pfannkuchen backen. Diese zusammen mit dem Gemüse anrichten.
Dazu serviert man bunten Blattsalat.

Gemüsepizza

(für 4 Personen)

Teig

250 g Magerquark
4 EL Öl
1 Ei
½ TL Jodsalz
250 g Weizenvollkornmehl
½ TL Backpulver

Belag

1 Bund Lauchzwiebeln
250 g frische Champignons
1 rote Paprika
1 grüne Paprika
1 gelbe Paprika
500 g Tomaten
200 g Käse
1 EL Öl
Basilikum
Oregano

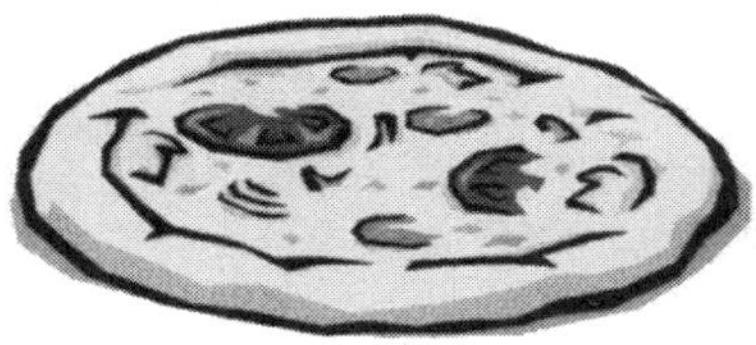

Zubereitung:

Aus den Teigzutaten einen Knetteig herstellen und etwa eine halbe Stunde in den Kühlschrank stellen.
Das Gemüse waschen, putzen und in Scheiben, Ringe oder Streifen schneiden.
Den Käse raspeln.
Den Teig auf dem Blech ausrollen, mit Öl bestreichen.
Das Gemüse und die Hälfte des Käses auf dem Teig verteilen.
Basilikum und Oregano darüber streuen.
Zum Schluss noch eine Käseschicht darüber geben.
Bei 200 Grad C auf der mittleren Schiene etwa 30 bis 40 Minuten backen.
Für die Gemüsepizza kannst Du natürlich auch andere Gemüsesorten verwenden.

Möhren-Apfel-Salat

(für 4 Personen)

Zutaten

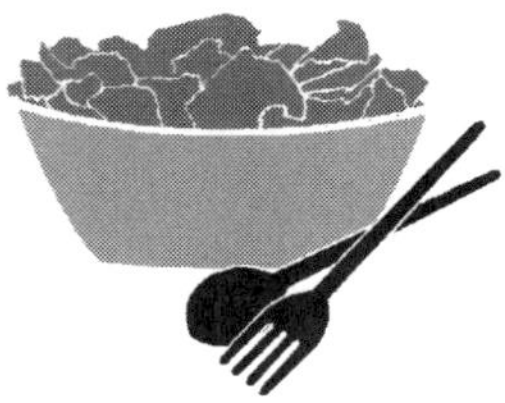

1 kleiner Becher saure Sahne
4 –5 EL Zitronensaft
1 TL Honig
5 mittelgroße Möhren
5 kleine rote Äpfel
125 g blaue Trauben

Zubereitung

Saure Sahne, Zitronensaft und Honig in einer Schüssel zu einer Soße verrühren.
Die gewaschenen Äpfel in Viertel teilen und das Kerngehäuse ausschneiden.
Die gewaschenen Möhren mit einem Sparschäler abschälen. Anschließend vom unteren Ende ein kleines Stückchen abschneiden.
Möhren und Äpfel auf einer großen Reibe raspeln.
Die gewaschenen blauen Trauben von den Stielen abpflücken, halbieren und entkernen.
Alles in die Soße geben und umrühren.

Julienne-Salat

(5 –6 Personen)

Zutaten

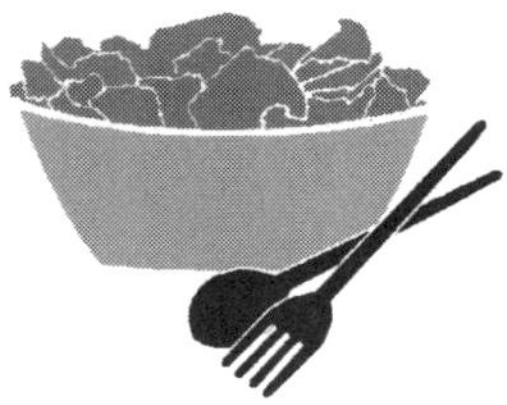

½ Kopf Eissalat
1 gelbe Rübe
1 Bund Radieschen
1 Bund Schnittlauch
½ Kohlrabi

Salatsoße

1 Becher Vollmilchjoghurt
frischgemahlener Pfeffer
1 Prise Jodsalz
Saft einer halben Zitrone

Zubereitung

Salat und Gemüse waschen, Salat zerkleinern.
Gemüse mit einer Reibe in schmale Streifen hobeln.
Alle Zutaten für die Soße verrühren und unter den Salat mischen, mit Radieschen garnieren.

Obstsalat mit „Dipp“

(5–6 Personen)

Zutaten

400 g frische Früchte
Saft von 1 Zitrone
1 EL Zucker
200 g Magerquark
1/8 l Milch
3 EL kernige Haferflocken
½ EL Butter

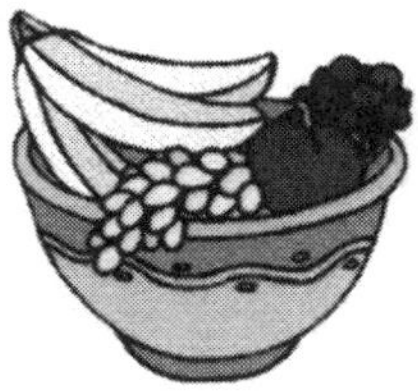

Zubereitung

Haferflocken mit Butter in der Pfanne goldgelb rösten, abkühlen lassen.
Quark mit Milch und Zucker mischen.
Vorbereitete Früchte in Schalen abwechselnd mit der Quarkmasse schichtweise einfüllen.
Mit gerösteten Haferflocken garnieren.

Liliput-Rouladen

(6 Personen)

Zutaten

500 g Putenschnitzel
1 Bund Petersilie
40 g Frischkäse
1 EL Zitronensaft
2 TL Senf
½ TL Jodsalz
frischer Pfeffer
1 EL Öl
150 g frische Pilze
gekörnte Brühe
1 EL Sahne, süß
etwas Tomatenmark
Zahnstocher

Zubereitung

1. das Fleisch mit einem Klopfer so dünn wie möglich klopfen. Dann in Streifen von etwa 10 cm Länge und 4 cm Breite schneiden.
2. Petersilie fein hacken, mit der Butter und den Gewürzen vermischen.
   Diese Paste auf die Fleischstreifen streichen, zusammenrollen und mit je einem Zahnstocher fixieren.
3. Das Öl in einer Pfanne erhitzen. Die Röllchen darin rundherum anbraten, Deckel auflegen und das Fleisch etwa 8 Minuten schmoren.
4. Abschließend die blättrig geschnittenen Pilze dazugeben und fertig garen.
5. Mit Sahne und etwas gekörnter Brühe abschmecken.

Mohn-Dinkel-Schnecken

(20 Stück)

Zutaten

250 g Weizenmehl
250 g Dinkelvollkornmehl
¼ l Milch
1 Prise Salz
30 g Butter
40 g Hefe
60 g Zucker
1 Ei
4 EL Saft von ½ Zitrone
Mohnfülle

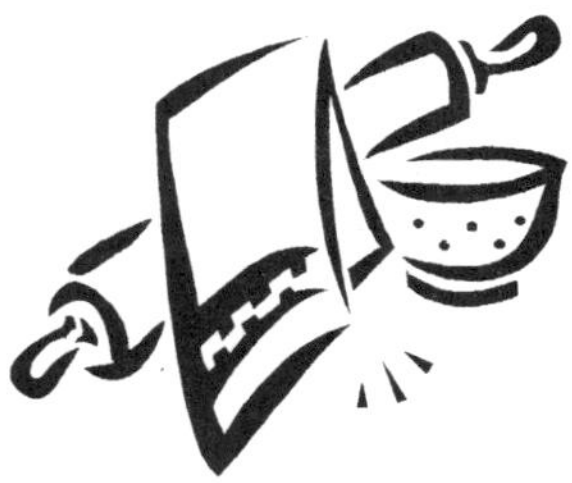

Zubereitung

Die Hälfte des Mehls in die Rührschüssel geben, zerbröselte Hefe, Zucker, Salz, Eier dazugeben und mit der warmen Milch verrühren.
Anschließend das Fett und das restliche Mehl mit dem Knethaken unterkneten.
Hefeteig ½ Stunde gehen lassen.
Nochmals kneten und zu einer Teigplatte ausrollen.
Mohnfülle aufstreichen und die Teigplatte aufrollen.
2 cm dicke Scheiben abschneiden und auf ein Blech legen.
Noch mal kurz gehen lassen und bei 220 °C ca. 30 Minuten backen.
Mit Zuckerglasur bestreichen.

Blumenkohl-Brokkolisuppe

(5-6 Personen)

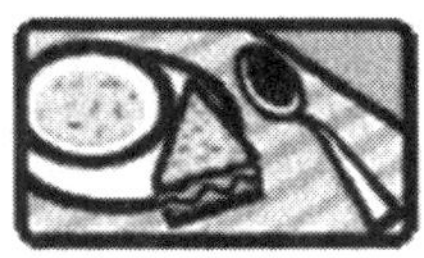

Zutaten

1 mittelgroßer Blumenkohl
1 Rose Brokkoli
½ TL Jodsalz
1 Zwiebel
gekörnte Brühe
etwas Muskat
1 EL Butter
Petersilie

Zubereitung

Gemüse waschen, Kohl in kleine Röschen teilen.
Zwiebel klein schneiden und in der Butter andünsten.
Die Gemüseröschen dazugeben und dünsten.
Mit Flüssigkeit aufgießen und gar köcheln.
Garzeit etwa 25 Minuten.
Suppe mit Jodsalz und gekörnter Brühe abschmecken.
Zum Schluß vor dem Anrichten mit Petersilie garnieren.

Gemüsereis gedünstet

(5–6 Personen)

Zutaten

250 g Hartreis
1 EL Öl
1 Zwiebel
2 Gelbe Rüben
1 Stange Lauch
½ TL Jodsalz
etwa ½ l Brühe
Currypulver

Zubereitung

Reis waschen, brühen, sehr gut abtropfen lassen.
Gemüse waschen, putzen, in gleichmäßige kleine Würfel oder feine Stifte, Lauch in Ringe schneiden. Feingeschnittene Zwiebel in Öl andünsten, Gemüse beifügen, gut andünsten, leicht salzen, im eigenen Saft weich dünsten, dann Reis zugeben, etwas andünsten, mit gut abgeschmeckter Brühe aufgießen, einmal aufkochen lassen. Zugedeckt bei schwacher Hitze ohne Umrühren garen. Garzeit: 30 Minuten.

Literatur

Abraham, S. & Nordsieck, M. (1960). Relationship of excess weight in children and adults. *Public Health Reports, 75*, 263–273.

Abraham, S., Collins, C. & Nordsieck, M. (1971). Relationship of childhood weight status to morbidity in adults. *Public Health Reports, 86*, 273–284.

Baldridge, A. D., Perez-Atayde, A. R., Graeme-Cook, F., Higgins L. & Lavine, J. E. (1995). Idiopathic steatohepatitis in childhood: A multicenter retrospective study. *Journal of Pediatrics, 127*, 700–704.

Becker, M. H., Maiman, L. A., Kirsch, J. P., Haefner, D. P. & Drachman, R. H. (1977). The health belief model and prediction of dietary compliance: A field experiment. *Journal of Health and Social Behavior, 18*, 348–366.

Bergstrom, E., Hernell, O., Persson, L. A. & Vessby, B. (1996). Insulin resistance syndrome in adolescents. *Metabolism, 45*, 908–914.

Bouchard, C. & Pérusse, L. (1997). The Genetics of Human Obesity. In G. A. Bray, C. Bouchard & W. P. T. James (Eds.), *Handbook of Obesity* (pp. 157–190). New York: Dekker.

Bouchard, C., Chagnon, Y. C., Pérusse, L., Weisnagel, S. J. & Rankinen, T. (2000). The Human Obesity Gene Map: The 1999 Update (Review). *Obesity Research, 8*, 12–19.

Caprio, S., Bronson, M., Sherwin, R. S., Rife, F. & Tamborlane, W. V. (1996). Co-existence of severe insulin resistance and hyperinsulinaemia in pre-adolescent obese children. *Diabetologia, 39*, 1489–1497

Craig, S. B., Bandini, L. G., Lichtenstein, A. H., Schaefer, E. J. & Dietz, W. H. (1996). The impact of physical activity on lipids, lipoproteins and blood pressure in preadolescent girls. *Pediatrics, 98*, 389–395.

DeStefano, F., Berg, R. L. & Griese, G. G. (1995). Determinants of serum lipid and lipoprotein concentrations in children. *Epidemiology, 6*, 446–449.

Deutsche Gesellschaft für Ernährung e.V. (1996). *Der Mensch ist was er isst.* Frankfurt: Selbstverlag.

Dietz, W. H. (1995). Childhood obesity. In L. W. Y. Cheung & J. B. Richmond (Eds.), *Child health, nutrition and physical activity* (pp. 155–169). Champain: Human Kinetics.

Dietz, W. H. (1995). Childhood obesity: Prevalence and effects. In K. D. Brownell & C. G. Fairburn (Eds.), *Eating disorders. A comprehensive textbook* (pp. 438–440). New York: Guilford.

Epstein, L. H. (1995). Exercise in treatment of childhood obesity. *International Journal of Obesity and Related Metabolic Disorders, 19 (suppl. 4)*, 117–121.

Epstein, L. H., Klein, K. R. & Wisniewski, L. (1993). Child and parent factors that influence psychological problems in obese children. *International Journal of Eating Disorders, 15*, 151–157.

Epstein, L. H., Valoski, A., Wing, R. R. & McCurley, J. (1990). Ten-year follow-up of behavioral, family-based treatment for obese children. *Journal of the American Medical Association, 264*, 2519–2523.

Forrester, T. E., Wilks, R. J., Bennett, F. I., Simeon, D., Osmond, C., Alleen, M., Chung, A. P. & Scott, P. (1996). Fetal growth and cardiovascular risk factors in jamaican schoolchildren. *British Medical Journal, 312*, 156–160.

Freedman, D.S., Lee, S.L., Byers, T., Kuester, S. & Sell, K.I. (1992). Serum cholesterol levels in a multiracial sample of 7,439 preschool children from Arizona. *Preventive Medicine, 21,* 162–176.

Friedman, M.A. & Brownell, K.D. (1995). Psychological correlates of obesity. Moving to the next research generation. *Psychological Bulletin, 117,* 3–20.

Friedman, J.M., Leibel, R.L., Siegel, D.S., Walsh, J. & Bahary, N. (1991). Molecular mapping of the mouse ob mutation. *Genomics, 11,* 1054.

Gunnell, D.J., Frankel, S.J., Nanchahal, K. & Smith, G.D. (1988). Childhood obesity and adult cardiovascular mortality: a 47 year follow-up study based on the Boyd Orr cohort. *American Journal of Clinical Nutrition, 67,* 1111–1118.

Hebebrand, J., Heseker, H., Himmelmann, W., Schäfer, H. & Remschmidt, H. (1994). Altersperzentile für den Body-Mass-Index aus Daten der Nationalen Verzehrstudie einschließlich einer Übersicht zu relevanten Einflußfaktoren. *Aktuelle Ernährungsmedizin, 19,* 259–265.

Hoffmans, M.D., Kromhout, D. & de Lezenne Coulander, C. (1988). The impact of body mass index of 78612 Dutch men on 32-year mortality. *Journal of Clinical Epidemiology, 41,* 749–756.

Honore, L.H. (1980). Cholesterol cholelithiasis in adolescent females. *Archives of Surgery, 115,* 62–64.

Jiang, X., Srinivasan, S.R., Webber, L.S., Wattigney, W.A. & Berenson, G.S. (1995). Association of fasting insulin level with serum lipid and lipoprotein levels in children, adolescents and young adults: The Bogalusa Heart Study. *Archives of Internal Medicine, 155,* 190–196.

Kaplan, T.A. & Montana, E. (1993). Exercise-induced bronchospasm in nonasthmatic obese children. *Clinical Pediatrics, 32,* 220–225.

Kinugasa, A., Tsunamoto, K., Furukawa, N., Sawada, T., Kusunoki, T. & Shimada, N. (1984). Fatty liver and ist fibrous changes found in simple obesity of children. *Journal of Pediatric Gastroenterology Nutrition, 3,* 4008–4414.

Laessle, R.G., Waadt, S. & Pirke, K.M. (1992). *Bulimie: Ursachen und Therapie.* Berlin: Springer.

Laessle, R.G., Wurmser, H. & Pirke, K.M. (2000). Restrained eating and leptin levels in overweight preadolescent girls. *Physiology & Behavior (in press a).*

Laessle, R.G., Wurmser, H., Angst, A., Stichler, W. & Pirke, K.M. (2000). Longitudinal Prediction of Fatness in Preadolescent Girls by Resting Metabolic Rate and Food Intake. *Psychosomatic Medicine (in press b).*

Leung, A.K.C. & Robson, W.L.M. (1990). Childhood obesity. *Postgraduate Medicine, 87,* 123–132.

Maino, C., Sarno, B.L., Finocchi, G., Pasquino, A.M., Cinque, F. & Boscherini, B. (1978). Psychological aspects of infantile obesity. In E. Cacciari, Z. Laron & S. Raiti (Eds.), *Obesity in childhood* (pp. 187–191). London: Academic.

Mallory, G.B., Fiser, D.H. & Jackson, R. (1989). Sleep-associated breathing disorders in morbidly obese children and adolescents. *Journal of Pediatrics, 115,* 892–897.

Marcus, C.L., Curtis, S., Koerner, C.B., Joffe, A., Serwint, J.R. & Loughlin, G.M. (1996). Evaluation of pulmonary function and polysomnography in obese children and adolescents. *Pediatric Pulmonology, 21,* 176–183.

Must, A., Dallal, G.E. & Dietz, W.H. (1991a). Reference data for obesity: 85th and 95th percentiles of body mass index (wt/ht^2) and triceps skinfold thickness. *American Journal of Clinical Nutrition, 53,* 839–846.

Must, A., Dallal, G.E. & Dietz, W.H. (1991b). Reply to CE Cronk and AF Roche. *American Journal of Clinical Nutrition, 53,* 955–956.

Must, A. & Strauss, R.S. (1999). Risks and consequences of childhood and adolescent obesity. *International Journal of Obesity, 23 (Suppl. 2),* 2–11.

Nieto, F.J., Szklo, M. & Comstock, G. (1992). Childhood weight and growth rate as predictors of adult mortality. *American Journal of Epidemiology, 136,* 201–213.

Paffenberger, R.S. & Wing, A.L. (1969). Chronic disease in former college students: The effects of single and multiple characteristics on risk of fatal coronary heart disease. *American Journal of Epidemiology, 90*, 527–535.

Petermann, F. (1994). *Chronische Krankheiten bei Kindern und Jugendlichen*. Berlin-München: Quintessenz.

Pinhas-Hamiel, O., Dolan, L.M., Daniels, S.R., Standiford, D., Khoury, P.R. & Zeitler, P. (1996). Increased incidence of non-insulin-dependent diabetes mellitus among adolescents. *Journal of Pediatrics, 128*, 608–615.

Platte, P., Pirke, K.M., Wade, S.E., Trimborn, P. & Fichter, M.M. (1995). Physical Activity, Total Energy Expenditure, and Food Intake in Grossly Obese and Normal Weight Women. *International Journal of Eating Disorders, 17*, 51–57.

Pudel, V. & Westenhöfer, J. (1991). *Ernährungspsychologie*. Göttingen: Hogrefe.

Ravussin, E. & Swinburn, B.A. (1992). Energy Metabolism. In A.J. Stunkard & T.A. Wadden (Eds.), *Obesity – Theory and Therapy* (pp. 94–124). New York: Raven.

Reinecker, H. (1996). Methoden der Verhaltenstherapie. In Deutsche Gesellschaft für Verhaltenstherapie (Hrsg.), *Verhaltenstherapie – Theorien und Methoden* – (8. Aufl., Bd. 11, S. 64–176). Thübingen: Forum für Verhaltenstherapie und psychosoziale Praxis.

Rhodes, S.K., Shimoda, K.C., Waid, L.R., Mahlen, P., Oexmann, M.J., Collop, N.A. & Willi, S.M. (1995). Neurocognitive deficits in morbidity obese children with obstructive sleep apnea. *Journal of Pediatrics, 127*, 741–744.

Richards, G.E., Cavalli, A., Meyer, W.J., Prince, M.J., Peters, E.J., Stuart, C.A. & Smith, E.R. (1985). Obesity, aconthosis nigricans, insulin resistance and hyperandrogemia: pediatric perspectives and natural history. *Journal of Pediatrics, 107*, 893–897.

Rogers, P.J. & Green, M.W. (1993). Dieting, dietary restraint and cognitive performance. *British Journal of Clinical Psychology, 32*, 113–116.

Rolland-Cachera, M.-F., Deheeger, M. & Guilloud-Bataille, M. (1987). Tracking the development of obesity from one month of age to adulthood. *Annals of Human Biology, 14*, 219–229.

Roma, R.J., Qureshi, S. & Chinn, S. (1996). Factors related to total cholesterol and blood pressure in British 9 year olds. *Journal of Epidemiology and Community Health, 50*, 512–518.

Schachter, S. (1976). Übergewicht und Essen. In R. Ferstl & S. Kraemer (Hrsg.), *Abhängigkeiten. Ansätze zur Verhaltensmodifikation. Fortschritte der Klinischen Psychologie* (Bd. 9). München, Berlin, Wien: Urban & Schwarzenberg.

Schrauwen, P., Xia, J., Walder, K., Snitker, S. & Ravussin, E. (1999). A novel polymorphism in the proximal UCP3 promoter region: effekt on skeletal muscle UCP3 mRNA expression and obesity in male non-diabetic Pima Indians. *International Journal of Obesity, 23*, 1242–1245.

Seltzer, C.C., Goldman, R.F. & Mayer, J. (1965). The trizeps skinfold as a predictive measurement of body density and body fat in obese adolescent girls. *Pediatrics, 36*, 212.

Sina, M., Hinney, A., Ziegler, A., Neupert, T., Mayer, H., Siegfried, W., Blum, W.F., Remschmidt, H. & Hebebrand, J. (1999). Phenotypes in three pedigrees with autosomal development obesity caused by haloinsufficiency mutations in the melanocortin-4 receptor gene. *American Journal of Human Genetics, 65*, 1501–1507.

Srinivasan, S.R., Bao, W., Wattigney, W.A. & Berenson, G.S. (1996). Adolescent overweight is associated with adult overweight and related multiple cardiovascular risk factors: the Bogalusa Heart Study. *Metabolism, 45*, 235–240.

Stark, O., Atkins, E., Wolff, O.H. & Douglas, J.W.B. (1981). Longitudinal study of obesity in the National Survey of Health and Development. *British Medical Journal, 283*, 13–7.

Steinberger, J., Moorehead, C., Katch, V. & Rocchini, A.P. (1995). Relationship between insulin resistance and abnormal lipid profile in obese adolescents. *Journal of Pediatrics, 126*, 690–695.

Stunkard, A.J., Sørensen, T.I.A., Hanis, C., Teasdale, T.W., Chakraborty, R., Schull, W.J. & Schulsinger, F. (1986). An adoption study of human obesity. *New England Journal of Medicine, 314*, 193–198.

Stunkard, A. J., Harris, J. R., Pedersen, N. L. & McClearn, G. E. (1990). The body-mass index of twins who have been reared apart. *New England Journal of Medicine, 322*, 1483–1487.

Tazawa, Y., Noguchi, H., Nishinomiya, F. & Takadda, G. (1997). Serum alanine aminotransferase activity in obese children. *Acta Paediatrica, 86*, 238–241.

Tominaga, K., Kurata, J. H., Chen, Y. K., Fujimoto, E., Miyagawa, S., Abe, I. & Kusano, Y. (1995). Prevalence of fatty liver in Japanese children and relationship to obesity. *Digestive Diseases and Sciences, 40*, 2002–2009.

Tucker, L. A. & Kano, M. J. (1992). Dietary fat and body fat: a multivariate study of 205 adult females. *American Journal of Clinical Nutrition, 56*, 616–622.

Tu, N., Chen, H., Winnikes, U., Reinert, I., Pirke, K. M. & Lentes, K. U. (1999). Molecular Cloning and Functional Characterization of the Promoter Region of the Human Uncoupling Protein-2 Gene. *Biochemical and Biophysical Research Communications, 265*, 326–334.

Tuschl, R. J., Platte, P., Laessle, R. G., Stichler, W. & Pirke, K. M. (1990). Energy expenditure and everyday eating behavior in healthy young women. *American Journal of Clinical Nutrition, 52*, 81–86.

Unger, R., Kreeger, L. & Christoffel, K. K. (1990). Childhood obesity: medical and familial correlates and age of onset. *Clinical Pediatrics, 29*, 368–373.

Waaler, H. T. (1984). Height, weight and mortality: the Norwegian experience. *Acta Medica Scandinavica, 679*, 1–56.

Warden, C. H. & Fisler, J. S. (1994). Identification of Genes Underlying Polygenic Obesity in Animal Models. In C. Bouchard (Ed.), *The Genetics of Obesity* (pp. 181–198). Boca Raton: CRC Press.

Weyer, C., Pratley, R. E., Salbe, A. D., Bogardus, C., Ravussin, E. & Tataranni, A. (2000). Energy Expenditure, Fat Oxidation and Body Weight Regulation: A Study of Metabolic Adaption to Long-Term Weight Change. *The Journal of Clinical Endocrinology & Metabolism, 85*, 1087–1094.

Wolf, D. (1993). *Übergewicht und seine seelischen Ursachen (8. Aufl.)*. PAL Verlagsgesellschaft: Mannheim.

Wolfram, G. (1990). Fettsucht: Neubewertung des Risikos. Abhängigkeit von relativem Körpergewicht, Lebendalter und Fettgewebsverteilung. *Ernährungsumschau, 37*, 347–354.

Wurmser, H., Laessle, R. G., Jacob, K., Langhard, S., Uhl, H., Angst, A., Müller, A. & Pirke, K. M. (1998). Resting metabolic rate in preadolescent girls at high risk of obesity. *International Journal of Obesity, 22*, 793–799.

Sachverzeichnis

Druck und Bindung: Strauss Offsetdruck GmbH